AF357288

# NOUVELLE MÉTHODE

## DE TRAITER

# LES FRACTURES

### ET

# LES LUXATIONS,

### PAR M. POTT,

Avec la description des nouvelles Attelles de M. SHARP, pour le traitement des fractures de la jambe.

### OUVRAGE TRADUIT DE L'ANGLOIS, ET AUGMENTÉ DE NOTES.

Par M. LASSUS, premier Chirurgien de Madame VICTOIRE DE FRANCE, et de feu Madame SOPHIE; Lieutenant de M. le premier Chirurgien du Roi dans la ville, banlieue, prévôté & vicomté de Paris, Professeur royal, Inspecteur du Collège de Chirurgie, Trésorier de l'Académie royale de Chirurgie, Membre de l'Académie des Sciences de Rouen.

### NOUVELLE EDITION,

REVUE, CORRIGÉE ET AUGMENTÉE.

# A PARIS,

Chez MÉQUIGNON l'aîné, Libraire, rue des Cordeliers, près des Écoles de Chirurgie.

---

## M. DCC. LXXXVIII.

### AVEC APPROBATION, ET PRIVILÉGE DU ROI.

# AVERTISSEMENT.

C ET ouvrage a été traduit & imprimé, pour la première fois, en 1771. Depuis ce temps, il eſt devenu un livre claſſique; & l'on s'eſt déterminé à le réimprimer, parce qu'il étoit rare. M. LASSUS a bien voulu joindre à cette nouvelle édition, des notes ſur les endroits du texte les plus difficiles.

*Extrait des regiſtres de l'Académie royale de Chirurgie.*

### Du jeudi 29 Mars 1787.

MESSIEURS SUE jeune & L'HÉRITIER, que l'Académie avoit nommés pour examiner la traduction du traité de M. *Pott*, ſur les Luxations & les Fractures, avec des notes, en ayant fait un rapport avantageux, l'Académie a approuvé cet ouvrage, & jugé qu'il méritoit d'être imprimé ſous ſon privilége. En foi de quoi j'ai ſigné cet extrait, que je certifie véritable. A Paris, le 3 Avril 1787.

LOUIS, Secrétaire perpétuel de l'Académie royale de Chirurgie.

DES

# DES FRACTURES

## ET

## DES LUXATIONS.

IL n'eſt aucune partie de la chirurgie que l'on croie auſſi aiſée à comprendre que celle qui traite des fraƈtures & des luxations: Les perſonnes les moins inſtruites & les moins expérimentées penſent toujours en ſavoir aſſez pour exercer cette partie de l'art de guérir, & la plupart de ces praticiens vulgaires ſe croiroient inſultés, ſi on leur propoſoit de les inſtruire ſur une matière qu'ils imaginent poſſéder à fond.

C'eſt auſſi l'opinion de la multitude. Le peuple regarde la réduƈtion d'une fraƈture comme une opération qui n'exige pas un ſavoir bien profond, &

que le maréchal le plus ignorant peut exécuter comme un maître habile, en très-peu de temps & fort aifément. Il y en a même qui croient que cette habileté à réduire les fractures paffe de père en fils comme un héritage. Tout le monde fe reffouvient encore de la grande, mais très-courte réputation, dont a joui Madame Mapp. L'abfurdité de fes promeffes n'égaloit pas encore la fimplicité & la crédulité de ceux qui couroient après elle. L'artifan le plus groffier, de même que les perfonnes de la plus haute diftinction, alloient la confulter. On croyoit aveuglément toutes fes extravagances, on recherchoit encore fa compagnie, & l'on paroiffoit prendre plaifir à fa converfation.

Le defir de la fanté & des richeffes femble mettre tous les efprits & tous les hommes au même niveau : les avares font la dupe des fourbes, & les malades font trompés par les charlatans. On donne fa confiance, on fe fie aux promeſſes les plus trompeuſes & les plus mal fondées ; & ce n'eſt qu'après une triſte expérience qu'on revient enfin de ſon erreur. On accorde en général un certain degré de ſcience & d'habileté à ceux qui s'adonnent aux arts, au commerce, aux manufactures, après y avoir employé un temps ſuffiſant, & y avoir donné l'attention néceſſaire. Il eſt injuſte & contraire au bon ſens, de ſuppoſer que ceux qui exercent l'art de guérir, ſoient aſſez peu intelligens pour ne pou. voir s'inſtruire convenablement dans leur état, ou aſſez méchans pour ne pas exercer leur profeſſion auſſi utile- ment qu'ils le pourroient pour le bien de l'humanité. Il y a certainement, & il y aura toujours parmi nous, comme dans toutes les autres claſſes de ci- toyens, des hommes très-ſavans & de la plus exacte probité. Ce n'eſt point un eſprit de vengeance qui me fait parler ainſi. Tous les hommes n'ont pas le même pouvoir & la même ca- pacité ; la multitude parmi nous,

comme dans tous les autres états, man-
quera toujours en quelque point. Les
progrès de l'art font l'effet du génie &
de l'induſtrie d'un petit nombre de perſonnes dont les connoiſſances éclairent
enſuite, plus ou moins, le reſte de ceux
qui exercent la même profeſſion. C'eſt
ce qui eſt toujours arrivé; & quoiqu'il
reſte encore beaucoup à faire pour ame-
ner la Chirurgie au degré de perfection
dont elle eſt ſuſceptible, quiconque
néanmoins comparera ſon état actuel
avec ce qu'elle étoit il y a quelques
années, ne pourra s'empêcher de rendre à ſes contemporains le tribut de
louange qui leur eſt dû.

Je me reſſouviens d'avoir entendu,
il y a quelques années, un magiſtrat
qui diſoit connoître un homme de la
campagne qui réduiſoit & guériſſoit les
fractures tout auſſi bien, pour ne pas
dire mieux, que le plus fameux chirurgien du royaume. Je n'examinerai
point ſi ce juge avoit tort ou raiſon de
parler ainſi. Il eſt très-poſſible qu'il

n'eût que des notions fort courtes fur
la matière dont il parloit d'un ton fi
décifif. Je puis fuppofer, fans injuftice,
qu'il étoit meilleur Jurifconfulte que
Chirurgien : & il y a tout lieu de croire
qu'il feroit convenu que des réflexions
générales de cette efpèce font plutôt
l'effet de la vivacité d'un efprit pé-
tulant, que de la conviction, & font
par conféquent frivoles & fans conféquence.

Je fuis perfuadé, comme je l'ai déja
dit, qu'il y a plufieurs parties de la
chirurgie qui font fufceptibles d'une
plus grande perfection. La matière des
fractures & des luxations en eft peut-
être plus fufceptible qu'aucune autre,
par la foumiffion & l'exactitude à fuivre
les préceptes donnés par les anciens,
& que le plus grand nombre de chirurgiens a toujours fuivis aveuglement,
fans ofer réfléchir par eux-mêmes. Ils
ont, au contraire, fuivi une route bat-
tue, dont ils n'ofoient s'écarter, &
qu'ils ne pouvoient continuer furement

& avec avantage. La doctrine générale concernant les fractures & leur traitement, est comprise sous les titres suivans :

*Extension.*
*Contre-Extension.*
*Coaptation.*
*Application des Médicamens.*
*Application du bandage.*
*Position du membre.*
*Curation des accidens.*

Tel est l'ordre qu'ont suivi la plupart de ceux qui ont écrit sur cette matière. Cet ordre est judicieux & convenable ; & quoiqu'on le trouve ainsi dans les livres, on verra, si l'on se donne la peine d'examiner la chose avec attention, que depuis Hippocrate, Celse & Galien, on n'a pas fait sur ce sujet tous les changemens dont il est susceptible, & que l'on étoit en droit d'attendre de ceux qui cultivent la chirurgie. Ce n'est pas que je prétende qu'il n'y a point eu de temps en temps des hommes célèbres qui ont enrichi l'art, l'ont avancé, & qui se sont écartés de la méthode vulgaire : mais est-il toujours vrai que cette méthode est encore la même, & que le plus grand nombre des praticiens la suit scrupuleusement. Je ne dois donc pas être taxé de présomption ou d'arrogance, si je dis que les différens titres précédens sont susceptibles d'une plus grande perfection, laquelle prouvera de plus en plus le bon sens & le génie des chirurgiens, & produira un grand avantage aux malades.

Je prévois que quelques-uns de mes lecteurs seront inclinés à croire que j'affecte de ne pas suivre les règles prescrites, & de contredire des opinions reçues & confirmées depuis long-temps, & admises par une longue suite d'auteurs :

*Quæ*
*Imberbes didicére, senes perdenda fateri.*

C'est une triste leçon pour l'orgueil humain, & que l'on n'apprend que quand on a quelque degré de bonne foi & de candeur. Mais si on ne la répétoit pas de temps en temps, je ne vois pas comment la chirurgie, qui a l'expérience pour base, pourroit jamais être perfectionnée. Les anciens méritent toute notre reconnoissance, pour les services qu'ils nous ont rendus. Nous devons recevoir & adopter leurs sentimens, lorsque nous les trouvons conformes à la vérité : mais les hommes ne doivent point avoir une foi aveugle les uns pour les autres ; & le respect que nous devons à nos prédécesseurs ne doit point nous empêcher de nous servir de notre raison. Quand on dit *les anciens* & *les modernes*, ce sont des mots & des paroles que l'on prononce, & pas autre chose : cela ne veut rien dire, & n'a aucune valeur dans la question qui nous occupe, si ce n'est que ce mot d'*anciens* semble rappeler une vérité établie & confirmée par le temps & l'expérience, & que le dernier de ces deux mots indique un progrès réel & visible sur une matière connue depuis long-temps.

Si la doctrine que je vais expofer ne peut être vérifiée ni confirmée par l'ex-périence, on doit la regarder comme nulle; mais fi la plus grande partie de mes lecteurs reconnoît, d'après l'ex-périence, comme moi & comme quel-ques autres l'ont déja fait, que ce que je propofe eft non feulement véritable & praticable, mais extrêmement utile aux malades, mon opinion doit avoir autant de poids, quoique donnée par un auteur vivant, que fi c'étoit celle de l'antiquité la plus reculée. C'eft l'utilité, & non la date d'une décou-verte, qui en fait tout le prix. Si, depuis Albucafis, les chirurgiens fe fuffent contentés de fa doctrine, & n'euffent pas penfé par eux-mêmes, la chirurgie ne feroit point parvenue au degré de perfection où elle eft actuel-lement, & fon mérite principal confif-teroit encore à prodiguer, fouvent fans néceffité, le feu ou le cautère actuel.

A v

En un mot, je ne répondrai pas autrement à ceux qui prétendent qu'il ne faut jamais s'écarter, ou du moins fort rarement, de la doctrine & de la pratique des anciens, qu'en leur citant les propres paroles de l'illuftre Locke :
» Les opinions des autres hommes,
» que nous adoptons & gravons dans
» notre efprit, n'augmentent pas nos
» connoiffances d'un feul degré, quand
» même ces opinions feroient vérita-
» bles & certaines. Les routes battues
» conduifent ceux qui n'agiffent que
» par imitation, & qui ne vont pas où
» il faut aller, mais où la multitude les
» mène. »

Avant que d'entrer en matière, je prie le lecteur d'obferver que mon intention n'eft pas d'écrire un traité complet fur les fractures, quoique l'importance du fujet en ait démontré la néceffité. Je me propofe feulement de faire quelques remarques, qui, je crois, feront claires & utiles.

Suivant la méthode ordinaire, l'ex-

tenfion la contre-extenfion & la coaptation font les procédés qu'on a coutume de fuivre dans la réduction d'une
fracture.

Pour accomplir ces préceptes, on
confeille, fi c'eft une fracture de la
cuiffe ou de la jambe, de fituer le malade horizontalement, & d'étendre le
membre fracturé, de faire tenir ferme,
par un aide, la partie fupérieure de ce
membre, tandis que, par le moyen
des lacs, des ligatures, des mains, ou
même dans certains cas, par le fecours
des machines, on fait en droite ligne
une extenfion du membre fracturé, affez grande pour que le chirurgien puiffe
mettre, autant que la nature de la fracture peut le permettre, les deux bouts
de l'os fracturé dans un contact mutuel,
& vis-à-vis l'un de l'autre. C'eft ce que
l'on appelle, fuivant l'expreffion ordinaire, réduire une fracture. Cette
opération eft communément douloureufe pour le malade, & fatigante pour
le chirurgien & fes aides; & ce qui

eſt encore plus déſagréable, c'eſt que cette opération eſt ſouvent inefficace, ou au moins ne remplit point l'intention du chirurgien, & ne répond point à l'attente du malade.

Les Auteurs ſont en général très-préciſ ſur les préceptes qu'ils nous ont donnés pour réduire convenablement un membre fracturé. Ils nous diſent qu'on doit faire l'extenſion lentement & par degrés, & qu'on doit la continuer juſqu'à ce que les bouts fracturés ſoient aſſez éloignés l'un & l'autre, pour qu'on puiſſe les placer dans leur ſituation naturelle, ſans riſque de rompre ou de faire éclater les aſpérités ou inégalités de l'os.

L'uſage & l'application des lacs, des ligatures, des machines, & autres inſtrumens quelconques, produiſent un degré de force bien plus conſidérable que les mains du chirurgien : degré de force qui devient inutile pour la réduction d'une fracture, ſi l'on a ſoin de placer le membre fracturé convenablement, & qui même peut devenir très-dangereux, suivant la nature des circonſtances. Enfin cette force, quelque grande qu'on la ſuppoſe, ceſſe de produire ſon effet tout auſſitôt qu'on ceſſe de l'employer : ce qui ne peut être avantageux que dans quelques cas particuliers où les circonſtances ſont favorables.

Il y a des exemples de convulſions, de muſcles déchirés, & d'autres accidens ſurvenus après une forte extenſion pour réduire des fraĉtures ſimples, mais d'une mauvaiſe eſpèce. Voyez dans les anciens auteurs, & ſur-tout dans Galien & Albucaſis, les précautions que l'on doit prendre à ce ſujet.

Tous ces préceptes, ainſi que pluſieurs autres qui ſe trouvent dans les traités de médecine & de chirurgie, paroiſſent très-ſolides & très-excellens dans les livres, mais ils ſont bien ſouvent impraticables au lit des malades. Pour continuer l'extenſion juſqu'à ce que les bouts fraĉturés ſoient à une cer-

taine diſtance l'un de l'autre, & dans
une ligne droite, il faut employer un
degré de force très-conſidérable. Une
telle violence doit, non-ſeulement rendre le membre fraƈturé plus long que
celui qui eſt ſain, & qu'il ne peut
l'être naturellement ; & l'on conſeille
de faire cette extenſion tandis que le
membre eſt ſitué de manière à pouvoir
alonger les muſcles, & les faire céder
à ces forces extenſives. Mais ſans parler
du danger qu'il y a que les pointes ou
aſpérités de l'os ne bleſſent les muſcles
qui entourent la fraƈture , & ſans faire
mention de la douleur & des accidens
de pareilles bleſſures faites à des muſcles qui ſont dans une extenſion ſi
forte, qu'elle doit néceſſairement augmenter la dilacération de ces mêmes
muſcles, ſuite néceſſaire de la fraƈture ;
enfin , ſans parler de toutes ces circonſtances accidentelles, peut-on ſe ſervir
d'une telle méthode pour toutes les
fraƈtures, ou du moins pour le plus
grand nombre ? Ce procédé peut-il

être employé convenablement par un homme grossier, inattentif & ignorant ? Mais, que ce soit un tel homme ou tout autre qui agisse ainsi, ne s'ensuit-il pas ordinairement de la douleur, de la tuméfaction, de l'inflammation & une extravasation, accidens que l'on a soin d'attribuer à la nature de la fracture, qui, dit-on, les produit inévitablement ? Mais enfin supposons qu'on s'y prenne plus méthodiquement & avec moins de violence, cette manière de procéder à la réduction remplira-t-elle l'effet qu'on se propose d'obtenir ? Est-il possible que la coaptation s'en fasse mieux, si la fracture est oblique ou avec éclat ?

D'où naissent tous ces accidens ? D'où dépend la difficulté que l'on éprouve si souvent à réduire les fractures, & à les maintenir réduites?

Pour en bien connoître la cause, examinons ce que l'on entend par le mot d'extension, & de contre-extension, & recherchons pourquoi ces deux

actions sont nécessaires : car si la douleur & le défaut de succès en dépendent
en grande partie , & qu'on puisse sans
préjudice s'abstenir de ces deux opérations , ou du moins les perfectionner ,
nous pourrons nous estimer heureux par
l'occasion que nous aurons de nous corriger de notre erreur.

Une fracture simple, considérée en
elle-même, n'exige point qu'on fasse
d'extension ni de contre extension. Les
bouts fracturés d'un ou de plusieurs os
n'ont par eux-mêmes aucun mouvement, & ils resteroient toujours dans
l'inaction, si quelque puissance ne les
faisoit mouvoir. Ils ne résistent point ,
& ne peuvent résister par eux-mêmes ,
quand on les fait mouvoir, à moins
que, par une cause accidentelle, les
inégalités de la fracture ne se corres-
pondent mutuellement de manière à ne
permettre aucun mouvement : & lorsqu'une fois le chirurgien les a parfaitement bien réduits & mis de niveau, ils
y resteront d'eux-mêmes pour toujours.

Mais pour quelle raifon les os fracturés fouffrent-ils donc un déplacement plus ou moins grand? Pourquoi un membre fracturé eft-il prefque toujours plus court que celui du côté oppofé? D'où dépend la réfiftance que l'on éprouve pendant la réduction d'une fracture? Pourquoi, après la réduction faite fuivant la méthode ordinaire, les bouts fracturés fe déplacent-ils quelquefois, au point qu'il en réfulte claudication & difformité? Enfin, quelles font les puiffances qui agiffent fur les os, les font mouvoir, & produifent par ces mouvemens toutes ces fuites malheureufes des fractures?

Ce font les mufcles; il n'y a point dans le corps humain d'autres forces motrices qu'eux. C'eft par l'action qu'ils exercent fur les os que s'exécutent tous les mouvemens qui ne peuvent fe faire fans eux: & quoique tous les os, lorfqu'ils font fracturés, fe déplacent de façon que le membre s'accourcit, cependant on trouvera toujours que, fui-

vant que les muscles qui environnent
un os, ou qui s'y attachent ; font forts
ou nombreux, ou déterminés à fe contracter par un fpafme ou par inadvertance, le déplacement fera plus ou
moins confidérable. La furface unie &
polie que préfentent les bouts fracturés
du *tibia*, lorfque le *péroné* eft refté dans
fon entier, & que les mufcles ne peuvent agir fur l'os fracturé ; fa difformité
vifible, & qui fuit de près la fracture
des deux os de la jambe faite dans le
même endroit, parce que les mufcles
peuvent agir fur la fracture & la déplacer ; la grande difficulté que l'on
éprouve ordinairement à réduire une
fracture de la cuiffe, & à affronter convenablement les deux bouts fracturés,
pour les maintenir bien réduits, &
pour empêcher que le membre ne devienne plus court que l'autre ; tout
cela, dis-je, démontre, d'une manière
convaincante, la vérité de ce que je
viens d'expofer.

Ainfi ce font les mufcles feuls qui

caufent toute la difficulté que l'on
éprouve en faifant l'extenfion, & c'eft
uniquement la réfiftance de ces mêmes
mufcles qui nous donne fouvent tant
de peine à remettre un os fracturé dans
fa fituation naturelle.

Confidérons maintenant qu'eft-ce
qui donne à un mufcle, ou aux mufcles
principaux d'un membre, cette puiffance rétractive par laquelle ils réfiftent
à une force extérieure employée pour
les tendre & les alonger : car quelle
qu'en foit la caufe, on verra que c'eft
toujours d'elle que dépend la réfiftance
plus ou moins grande que l'on éprouve
en réduifant une fracture.

Cela ne dépend-il pas néceffairement
de ce que l'on met les mufcles dans un
état de tenfion, ou du moins dans un
état qui en approche beaucoup ? Ou,
en d'autres termes, la pofition du
membre, qui met néceffairement les
mufcles dans la tenfion, ne les déter-
mine-t-elle pas à fe contracter fortement, & à exercer toute leur réfif-

tance? Je ne crois pas qu'on puiſſe nier cette propoſition. D'un autre côté, quelle eſt la poſition d'un muſcle la plus propre à empêcher ſon action, ou à le priver de la plus grande partie de ſa réſiſtance? Ou bien, quelle eſt la poſition du membre qui, dans le cas de fracture, rendra les muſcles incapables d'agir & de déplacer les bouts fracturés, & qui diminuera conſidérablement cette réſiſtance qu'offrent les muſcles quand on eſſaie la réduction? N'eſt-il pas viſible qu'en mettant le membre fracturé dans une poſition telle que tous les muſcles de cette partie ſoient dans le relâchement, on obtiendra l'effet deſiré? Rien n'eſt plus évident. Si l'on convient de cette vérité, n'eſt-il pas démontré qu'une telle ſituation du membre fracturé ſera la plus favorable pour faire la réduction; c'eſt-à-dire qu'il faut ſituer le membre de manière que les muſcles réſiſtent le moins qu'il eſt poſſible, ſans être expoſés à aucune léſion de la part des

inégalités de l'os & des forces extérieures : situation dans laquelle l'os
fracturé sera réduit fort aisément, le
malade étant exempt de douleurs pendant la réduction ; & par laquelle enfin
on préviendra la difformité du membre.
Une légère attention à ce qui arrive
fréquemment servira peut-être à éclai-
rer & à confirmer cette doctrine, beaucoup mieux que ne le feroit une simple
assertion.

Pourquoi le chirurgien le moins
exercé réduit-il une fracture du bras
sans beaucoup de peine, & sans employer une forte extension ? N'est-ce
pas parce que le malade & le chirurgien concourent à mettre le bras fracturé en flexion, & à en relâcher par
conséquent tous les muscles ? Et n'est-
ce pas pour la même raison que nous
voyons rarement qu'il reste une difformité après une fracture du bras ? Mais
essayez de réduire cette même fracture,
le bras étant étendu & éloigné du corps,
la difficulté de la réduction augmen-

tera : laiſſez le membre dans cette poſition pendant toute la cure, la fracture ſe déplacera & ſera mal réunie.

Faites le même raiſonnement par rapport aux fractures du fémur, qui eſtropient ordinairement les malades, & cauſent tant de diſgraces au chirurgien.

Ce raiſonnement ne ſera-t-il pas encore plus concluant, à proportion que les muſcles ſeront plus forts & plus nombreux ? Je demande à celui qui a eu occaſion de voir beaucoup d'accidens de cette eſpèce, quelle eſt la poſture que tient ordinairement celui qui vient de ſe caſſer la cuiſſe, pour ſe ſoulager & diminuer ſes douleurs, en attendant qu'on vienne le ſecourir. Etend-il la cuiſſe & la jambe ? les met-il dans une poſition droite & horizontale, en s'appuyant ſur le talon & le mollet ? Non certainement. Au contraire, il plie preſque toujours le genou, fléchit la jambe, & tient ſa cuiſſe fracturée en dehors. Il eſt viſible que cette situation est la plus commode.

C'est par défaut d'attention, ou parce qu'on n'a pas compris ces principes évidens par eux-mêmes, qu'on expose les malades à plusieurs inconvéniens présens & à venir.

C'est une maxime universellement reçue, qu'un membre fracturé peut être dans un état qui ne permette pas qu'on fasse l'extension nécessaire pour la réduction. Lors, par exemple, que le malade reste absolument sans secours dans le moment de l'accident; ou bien lorsque ceux qui le transportent à sa maison le font si rudement & si mal-adroitement, qu'ils fatiguent & meurtrissent la partie fracturée; ou enfin lorsque le malade est ivre, obstiné, capricieux, il arrive que le membre a été tellement secoué & dérangé, qu'il survient de la douleur, du gonflement & de l'inflammation, qui empêchent qu'on ne puisse faire l'extension nécessaire.

Telle est, dis-je, la maxime générale ; & elle eſt aſſurément fondée ſur de très-bons principes Mais quelle eſt la pratique ordinaire en pareil cas? On étend le membre fracturé, on le place horizontalement, & on l'affermit dans cette ſituation ; enſuite on tâche de diſſiper la tenſion & le gonflement par des fomentations, des cataplaſmes, &c. Or, ſi l'on fait réflexion que le gonflement, la dureté & l'inflammation des muſcles, rendent l'extenſion impraticable, il eſt certainement très-manifeſte que cette poſition du membre, qui tiraille & alonge néceſſairement ces mêmes muſcles, ne peut accomplir convenablement ce que l'on ſe propoſe de faire. D'après un pareil traitement, on emploie un temps conſidérable à diſſiper la tenſion, & autres accidens primitifs. Ce temps eſt quelquefois ſi long, que la coaptation ou réduction parfaite de la fracture devient enſuite impraticable ; & cette prétendue impoſſibilité de pouvoir réduire convenablement la fracture à

cauſe

caufe des accidens, fert d'excufe contre la difformité inévitable.

Quelle conduite devons-nous tenir dans une pareille circonftance ? La nature du mal indique elle-même le remède. L'extenfion eft pernicieufe, la fituation droite de la cuiffe ou de la jambe donne au membre un degré d'extenfion qui augmente encore, en ce que les mufcles font, dans ces circonftances, moins fufceptibles d'être étendus & alongés. Le remède à tout cela eft de faire changer de fituation, ou plutôt de placer le membre fracturé de manière que les mufcles foient dans le relâchement. Cette pofition diffipera la tenfion, le gonflement; la réduction fera plus facile & plus prompte. On ne fera point obligé d'employer beaucoup de temps à calmer les accidens qui empêchent la réduction ; car, quoiqu'on puiffe dire, il eft certain qu'un os fracturé ne fauroit être réduit trop promptement, comme il eft aifé de s'en convaincre, en confidérant l'état où se trouvent les muscles, les tendons, les membranes, & la substance médullaire dans un os fracturé & non réduit. N'est-il pas absolument vrai que, si la nature de la fracture, la tension & la tumeur ne permettent pas aux muscles de pouvoir être alongés suffisamment pour réduire l'os fracturé sans causer de grandes douleurs, & sans exciter des accidens fâcheux, plus la position du membre mettra ces mêmes muscles dans un état de tension, moins il y aura lieu de croire que les accidens diminueront ? Ils persévéreront toujours, avant que le calme & le changement que l'on desire & que l'on attend puissent arriver. Par conséquent, tandis que l'on tâche de remplir cette indication par tous les moyens possibles, la position du membre doit sans doute y contribuer, & ne pas y être opposée. Enfin, si l'épreuve du changement de position est suivie de succès, les objections que l'on a coutume de faire contre une prompte réduc-

ſion, à cauſe de la tenſion, du gonflement, &c. tombent d'elles-mêmes ;
& la fracture peut être réduite tout
auſſi bien immédiatement après l'accident, que long-temps après.

L'extenſion étant faite , & les bouts
de l'os fracturé étant mis de niveau ,
autant que la nature de la fracture peut
le permettre , il faut enſuite faire l'application de quelque médicament ſur
le membre , & principalement dans
l'endroit de la fracture. Chaque praticien agit différemment dans cette occaſion. Quelques - uns ſe ſervent d'un
emplâtre tenace , agglutinatif ; d'autres, d'un ciroëne. Les uns appliquent
un mélange d'eſprit-de-vin , d'huile ,
de vinaigre & de blanc d'œufs ; les autres emploient l'eſprit de Mindererus,
ou une ſolution de ſel ammoniac dans
de l'eau & du vinaigre, ou enfin quelque autre topique de même nature.

On ne peut déſapprouver l'application du ciroëne , pourvu qu'il ne s'attache pas trop à la peau , & qu'il n'y

cauſe pas d'irritation. Il en eſt de même des autres topiques ; ils n'ont rien de mauvais par eux-mêmes, excepté l'emplâtre agglutinatif, dont l'uſage eſt pernicieux. L'intention que l'on a, ou que l'on doit avoir, en ſe ſervant d'un médicament topique pour une fracture, eſt de réprimer l'inflammation, de réſoudre le ſang épanché, de rendre la peau lâche & perſpirable, d'aſſujettir les extrémités fracturées, ſans trop comprimer, &, s'il eſt poſſible, de prévenir en même temps la démangeaiſon, l'éryſipèle, ou toute autre éruption cutanée. Les emplâtres agglutinatifs, de quelque eſpèce qu'ils ſoient, bien loin de remplir ces indications, s'y oppoſent au contraire viſiblement, & produiſent des inconvéniens qu'il faut éviter. Ils empêchent la tranſpiration, échauffent la peau, excitent des démangeaiſons, des boutons & de l'inflammation : & ſi, par quelque cauſe que ce ſoit, le membre eſt diſpoſé à ſe tuméfier, & qu'on enveloppe-tout le lieu fracturé avec un pareil topique, il occafionnera un étranglement douloureux & dangereux, en ferrant plus que ne feroit un bandage roulé, bien loin de relâcher la partie, comme il convient. A l'hôpital de Saint-Barthelemi, nous nous fervons d'un cérat fait avec une folution de litharge dans le vinaigre, du favon, de l'huile & de la cire : la confiftance de ce cérat eft telle qu'on peut l'étendre fans le faire chauffer.

Ce topique diffipe l'inflammation, n'eft point emplaftique, s'enlève aifément & proprement, n'irrite point la peau, & ne caufe ni herpes, ni éryfipèle. Mais, quelles que foient la forme & la compofition du médicament que l'on applique fur un membre fracturé, il eft important que ce topique puiffe être renouvelé & changé auffi fouvent qu'il eft néceffaire, fans remuer le membre en aucune façon. [1] Il eft certain

[1] Voyez les notes à la fin du volume.

que quand une fracture de la jambe ou de la cuisse a été parfaitement réduite, & qu'on a situé le membre convenablement sur un oreiller, on ne doit jamais le remuer ou le mouvoir sans nécessité, jusqu'à ce que le cal soit parfaitement formé : & il est de fait, qu'il est rarement nécessaire de mouvoir le membre. Cette conduite paroîtra peut-être étrange à ceux qui ont coutume de panser une fracture simple avec un bandage roulé, & qui par conséquent changent le membre de situation tous les trois ou quatre jours, afin de renouveler l'appareil. C'est uniquement l'espèce de bandage dont on se sert, & non pas la fracture considérée en elle même, qui nécessite à faire faire au membre tous ces mouvemens, qui certainement ne contribuent pas au bien-être du malade. On conviendra aisément que quand un membre fracturé a été situé dans la meilleure position possible, on ne peut rendre cette situation encore meilleure,

en levant souvent la partie malade pour
la replacer ensuite. De là il suit qu'un
appareil qui oblige le chirurgien à déranger souvent la fracture , ne peut
être auſſi bon que celui qui n'oblige pas
à faire tous ces mouvemens , ſur-tout
lorſque ce dernier remplit toutes les
indications curatives auſſi bien que le
premier appareil. La vérité de ce que
j'avance ſera ſenſible & convaincante
pour ceux qui connoîtront la méthode
dont on ſe ſert à l'hôpital de Saint-
Barthelemi pour traiter les fractures
ſimples. Après avoir appliqué un topique convenable , il faut enſuite mettre
un bandage. Celui dont les anciens ſe
ſervoient , & dont la plupart des praticiens modernes font encore uſage , eſt
le bandage roulé. Sa longueur eſt différente , ſuivant le choix du chirurgien :
Hippocrate ſe ſervoit de trois bandes ;
Celſe en employoit ſix ; mais aujour-
d'hui on ne ſe ſert communément que
d'une. Avec ce bandage, on ſe propoſe
de remplir trois intentions ; ſavoir , de

maintenir la fracture réduite, de prévenir ou de diffiper la fluxion, & de
régler & contenir la matière du cal.
Mais quiconque réfléchira férieufe-
ment fur cette matière, fera bientôt
convaincu que, malgré la néceffité
d'appliquer un bandage quelconque fur
une fracture fimple, pour donner une
forte de fermeté au membre, & pour
contenir les médicamens dont on fe
fert en pareil cas, néanmoins un bandage, quel qu'il foit, ne remplit pas
exactement les trois intentions dont
nous venons de faire mention. C'eft
pourquoi, fi un bandage n'eft pas un
moyen principal effentiel, mais feulement acceffoire, & fur lequel on ne
peut compter que foiblement pour le
traitement des fractures, il s'enfuit qu'un
bandage qu'il eft difficile d'appliquer
avec exactitude & précifion, qui fe
relâche & fe dérange promptement,
qui a fouvent befoin d'être renouvelé,
& qui par-là produit de la douleur, &
gêne le malade, eft néceffairement plus

incommode & moins bon qu'un autre bandage dont l'application eſt aiſée à faire, moins ſujet à ſe déranger, & que l'on peut appliquer ſans remuer le membre.

Anciennement, quand on appliquoit le bandage roulé pour une fracture ſimple de la jambe ou de la cuiſſe, on faiſoit d'abord quatre ou cinq tours ſur la fracture, & enſuite on continuoit l'application du bandage ſupérieurement & inférieurement, juſqu'à ce que le membre fût enveloppé convenablement. On ſe propoſoit par-là de remplir deux indications : la première, de maintenir en ſituation les bouts fracturés ; la ſeconde de prévenir la fluxion. Les praticiens modernes, quoiqu'ils ſe propoſent le même objet, appliquent ordinairement la bande en commençant par l'extrémité inférieure du membre, & finiſſant par l'extrémité ſupérieure.

Soit qu'on ſuive l'ancienne ou la nouvelle méthode, ſoit qu'on ſe ſerve d'une ou de pluſieurs bandes, l'application s'en fait pendant que des aides tiennent le membre dans l'extension, comme il y étoit lorsqu'on faisoit la réduction ; de sorte que tout l'appareil est appliqué avant que la jambe soit posée sur un oreiller. Pendant tout ce temps, si, par la situation gênante du chirurgien, ou par celle de ses aides (a), ou par le manque d'adresse & de force, l'exacte position du membre est changée & dérangée, les bouts fracturés se déplaceront de nouveau ; le bandage, au lieu d'être utile, deviendra préjudiciable, en comprimant fortement les inégalités de la fracture : ajoutez encore que si la bande n'est pas

---

(a) Le temps fort long que quelques chirurgiens mettent à réduire & à panser une fracture, augmente l'attitude gênante & fatigante des aides, & en fait un objet d'importance. La bonne coaptation de la fracture dépend autant, & même plus de ces aides, que du chirurgien qui opère. Si l'aide qui tient le pied, vacille & chancelle, il est impossible qu'on puisse réduire convenablement la fracture avec un pareil secours.

appliquée proprement & avec adreſſe , ſur-tout à la jambe , il en réſulte un bandage inégal & fort mauvais.

Ces objections , quoique juſtes , ne ſont pas les ſeules que l'on puiſſe faire contre l'uſage du bandage roulé dans le cas d'une fracture ſimple de la jambe ou de la cuiſſe : car , comme je l'ai déja dit , ce bandage doit être renouvelé même plus d'une fois dans un eſpace de temps fort court , & pendant que les parties qui avoiſinent la fracture ſont dans un état de douleur & de tenſion extrême. Ce changement d'appareil ne peut ſe faire ſans ſoulever & ôter le membre de deſſus l'oreiller , & ſans le faire tenir par des aides , & par conſéquent , ſans courir le riſque de déplacer la fracture : les douleurs du malade ſe renouvellent chaque fois qu'on répète ce panſement , qui doit ſe faire tous les quatre ou cinq jours ; ce qui devient une objection très-forte contre l'uſage du bandage roulé , même appliqué avec toute l'adreſſe poſſible.

Combien ne fera-t-il donc pas encore plus nuisible, s'il est appliqué par une personne peu exercée !

Ceux qui croient pouvoir prévenir ou empêcher la fluxion & le gonflement du membre fracturé, en se servant du bandage roulé, n'ont pas d'idées nettes de ce qu'ils disent, ou sont dans une erreur grossière.

Si les aspérités de la fracture, ou les esquilles, ont piqué ou déchiré les muscles & les membranes ; ou si ce malheur est arrivé par l'inadvertance ou l'indiscrétion du malade, ou de ceux qui ont aidé à le transporter à sa maison après l'accident ; ou enfin, si c'est l'effet de la violence qu'on a employée pour faire l'extension & la réduction de la fracture, il en résultera de l'inflammation, de la douleur & du gonflement. Ces accidens continueront pendant quelque temps ; plus ou moins, suivant la diversité des circonstances. Les évacuations, le repos, une bonne position du membre, serviront

à calmer ces fymptômes & à les diffiper. Le bandage, dans ce cas , ne peut
fervir qu'à maintenir convenablement
les médicamens appliqués fur le membre fracturé ; & fi , pour le faire , on fe
fert d'une bande roulée , c'eft vifible-
ment s'oppofer aux indications curatives , par la néceffité où l'on eft de
rappliquer fouvent cette bande : ce
qui ne peut fe faire fans déranger la
fracture.

Les anciens auteurs font en général
très-précis fur le temps que le bandage
roulé doit refter appliqué fans être renouvelé. Ils ont même dit combien
de fois il convient de le changer pendant les quinze premiers jours (*a*).

______

(*a*) » Tertio die a deligatione facta, Hip-
» pocrates fafcias refolvit, &c. Factâ bonâ
» deligaturâ & pruritu non infectante, a tertio
» ufque ad feptimum oportet ægrum deligatum
» detinere . . . . . Septimo membrum rurfus
» folvendum , perfundendum aquâ tepidâ , &
» ligandum. »

FAB. AB AQUAPENDENTE.

Cette exactitude n'est point du tout nécessaire. Si l'on suppose que le bandage
est absolument utile, il est clair qu'on
doit le renouveler ou le rajuster aussi
souvent qu'il cesse de remplir l'indication qu'on se propose d'obtenir en s'en
servant, ou toutes les fois qu'il s'op-
posera manifestement à l'objet qu'on a
en vue ; c'est à-dire, lorsqu'il se relâ-
chera jusqu'au point de ne plus contenir la fracture, ou lorsque le membre
sera tellement tuméfié, qu'il y auroit
à craindre qu'un pareil bandage roulé
n'augmentât, par un étranglement ulté-
rieur, la tuméfaction. Le premier cas
arrive ordinairement tous les quatre ou
cinq jours ; & le second n'a lieu communément que dans la première semaine.

On trouve encore dans les ouvrages
de ceux qui ont écrit sur les fractures,
les signes des bons & des mauvais effets
de l'application du bandage. Ces auteurs nous disent que lorsque la partie
inférieure du membre n'est point du
tout enflée, c'est une marque que la

bande n'eſt point aſſez ſerrée, & ne contient pas la fracture ; & qu'au contraire elle eſt trop ſerrée, lorſqu'il y a beaucoup de gonflement, de tenſion & d'inflammation. Enfin on eſt certain, diſent-ils, que le bandage eſt bien appliqué, lorſqu'il ne paroît qu'un léger gonflement (a).

En conſéquence de ces préceptes, la plupart des praticiens s'occupent beaucoup plus de ce degré convenable

---

(a) Voyez à ce ſujet Fabrice d'Aquapendente, qui rapporte le ſentiment d'Hippocrate & de Celſe.

» Terminus in ſtringendo debet eſſe bona » laborantis tolerantia : ut deligatum leviter » premat, & ſic tum contineat & ſtabiliat » fracturam, tum humores exprimat. Sunt » etiam alia hujus ſigna quæ altero die appa- » rent ; ſi enim æger eo die quo deligatus ſen- » tiat ſe valentiùs ſtringi, poſtero verò die » tumor laxus, mollis & parvus appareat, » bona eſt deligatio, quia jam humores a » parte fracta ſunt expreſſi. Si verò aut nullus » tumor aut magnus & durus poſtridiè in manu » vel pede appareat, prava eſt deligatura

de tuméfaction, que de la véritable &
bonne poſition qu'il convient de donner
au membre : ils ne peuvent ſe perſua-
der que les choſes puiſſent être en mauvais état avec une telle apparence. Cependant , s'ils vouloient prendre la
peine de réfléchir , ils ſeroient con-
vaincus que ce léger gonflement n'eſt
pas toujours un ſigne ſalutaire, qu'il
indique un dérangement dans la circulation , & ne peut être d'aucune utilité , & qu'étant par conséquent l'effet
du bandage, ce bandage eſt néceſſairement défectueux en lui-même.

La troiſième intention que l'on ſe
propoſe , en ſe ſervant du bandage
roulé , eſt de régler & de reſtreindre
le cal.

Si nous voulions nous former une

---

» quia illa non continet : hæc verò nimis arcta
» eſt & inflammationem movet. Id notandum
» ſcias, magis ſtringi debere in parte fracta,
» quàm alibi , ut pars fracta magis illæſa
» ſervetur ab humorum defluxu. »

idée du cal d'après ce que la plupart
des auteurs ont dit fur cette matière,
nous devrions fuppofer que c'eft un fuc
particulier qui eft non-feulement toujours prêt & difpofé convenablement
pour la réunion des fractures, mais
encore, que fi on ne le réprime & si on
ne le règle pas felon l'art, il s'amaffe-
roit en fi grande quantité, qu'il s'enfui-
vroit douleur & difformité. Si nous
en croyons ces mêmes auteurs, il y a
des remèdes fpécifiques qui font croître
& diminuer le cal, qui, pour être bien
réglé & difpofé, exige toujours la main
& l'action du Chirurgien. Il eft certain
que le cal, bien loin d'être un fuc particulier, eft au contraire formé par
tous les fucs qui circulent dans l'os pour
fa nourriture. C'eft une efpèce de fluide
gélatineux, qui fert à réunir les fractures, mais qui n'a pas befoin d'être
réglé, conduit, dirigé, & que l'art ne
peut nullement difpofer de cette forte.
Il eft vrai qu'il caufe quelquefois une
tuméfaction, de la difformité & l'im-

puissance du membre ; mais cela ne
dépend pas de l'abondance ou super-
fluité de ce suc : c'est au contraire toujours l'effet de la nature de la fracture ,
des aspérités ou inégalités de l'os , dont
les bouts ne font pas bien affrontés &
dans un contact mutuel ; & dans ce
cas un Chirurgien n'est pas autrement
blâmable , qu'autant qu'il dépendoit
ou ne dépendoit pas de lui de pouvoir
mieux réduire la fracture. C'est l'inégalité de la fracture qui fait voir un cal
trop abondant & apparent ; c'est une
tumeur qu'on trouve , au lieu d'une
simple réunion. Lorsqu'un os a été fracturé transversalement , & que par conséquent les aspérités ou inégalités de
l'os ne font pas bien considérables , si
la réduction a été bien faite , & qu'on
ait employé les moyens convenables &
nécessaires pour maintenir dans une
coaptation parfaite les parties divisées ,
elles s'uniront par l'intervention des
sucs qui circulent dans le tissu de l'os ,
tout aussi bien que les parties molles ,

en accordant feulement un plus grand efpace de temps, à caufe du tiffu & de la confiftance différente des parties. Quand la réunion d'un os fracturé, dans de femblables circonftances, eft faite, l'endroit de cette réunion fera prefque imperceptible ; il n'y aura ni difformité ni claudication. On appercevra cependant l'endroit où étoit la fracture, ce qui paroîtra à peu près comme la trace d'une cicatrice dans une partie molle ; mais le cal ne fera point rédondant, parce qu'effectivement cela n'eft pas néceffaire, & le Chirurgien n'aura pas été dans l'obligation de le réprimer & de le diriger convenablement. Mais dans une fracture oblique ou très-inégale, & qui ne permet pas qu'on puiffe faire une exacte coaptation, ou en fuppofant qu'on ait pu faire cette coaptation, fi elle n'a pas été faite convenablement, s'il y a eu des fpafmes, des convulfions, fi l'on n'a pas donné au membre une bonne pofition, fi, par inadvertance, ou par la négligence du malade , les os se font dérangés ; dans tous ces cas , la surface du membre sera très - inégale , avec élévation d'une part & dépreffion de l'autre : les fucs qui circulent dans la fubftance de l'os ne pourront accomplir la réunion en même quantité , dans le même temps , ni de la même manière. Les parties fracturées n'étant pas exactement affrontées l'une contre l'autre , n'auront pas la même aptitude à fe réunir : & fuivant que la coaptation aura été plus ou moins parfaite , c'eft-à-dire , fuivant que les bouts fracturés auront été placés plus ou moins vis-à-vis l'un de l'autre dans un contact réciproque , il en réfultera une égale difformité , laquelle fera très confidérable , fi la fracture n'a pas été du tout réduite ; car alors les extrémités fracturées s'uniront de côté , ou chevaucheront l'une fur l'autre. La raifon de tout ce que je dis eft fi fenfible , fans avoir recours au cal ou à un fuc particulier , que je croirois ennuyer le lecteur, fi je cherchois à l'inftruire plus amplement fur cette matière. Le périofte, qui recouvre l'endroit fracturé, refte pendant quelque temps un peu plus épais. On diftingue une roideur & un peu de gonflement ; mais cela fe diffipe avec le temps, & par l'action des mufcles.

En un mot, les idées qu'on a eues fur le cal, confidéré comme un fuc particulier dont l'abondance exceffive a befoin d'être reprimée par l'art, ont égaré plufieurs praticiens : & cette doctrine a encore fervi à couvrir l'ignorance & la négligence de quelques-uns. Quand un malade eft refté difforme ou eftropié par l'une ou l'autre de ces deux caufes, plutôt que par la nature & les circonftances de la fracture, on n'a pas manqué de rejeter fur le cal la caufe de la difformité : on a accufé la trop grande abondance de ce fuc gélatineux, & on s'eft fervi de ce prétexte pour mafquer une ignorance groffière, ou une négligence impardonnable qui

donnoit réellement lieu à cette difformité. [2]

Le meilleur bandage qu'on puiſſe
employer pour une fracture ſimple de
la jambe ou de la cuiſſe , eſt celui qu'on
appelle communément bandage à dix-
huit chefs , ou plutôt, un autre qui
ſeroit conſtruit ſur le même principe ,
avec une légère différence dans la diſpoſition des pièces qui le compoſent.
La manière ordinaire de faire ce bandage eſt que les chefs qui doivent
envelopper le membre faſſent un
angle droit avec ceux qui s'étendent
en long au deſſous : mais ſi ces chefs
ſont arrangés de façon qu'ils faſſent
un angle aigu, ils ſe croiſeront les uns
ſur les autres obliquement , & par-là
auront plus de grace & ſeront mieux
affermis. Il n'y a perſonne qui ne ſente
que , dans les fractures compoſées ,
cette eſpèce de bandage eſt préférable
au bandage roulé , & cela pour des
raiſons ſenſibles & évidentes , mais
eſſentiellement parce qu'il n'eſt pas

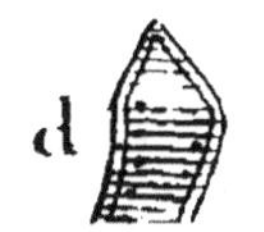

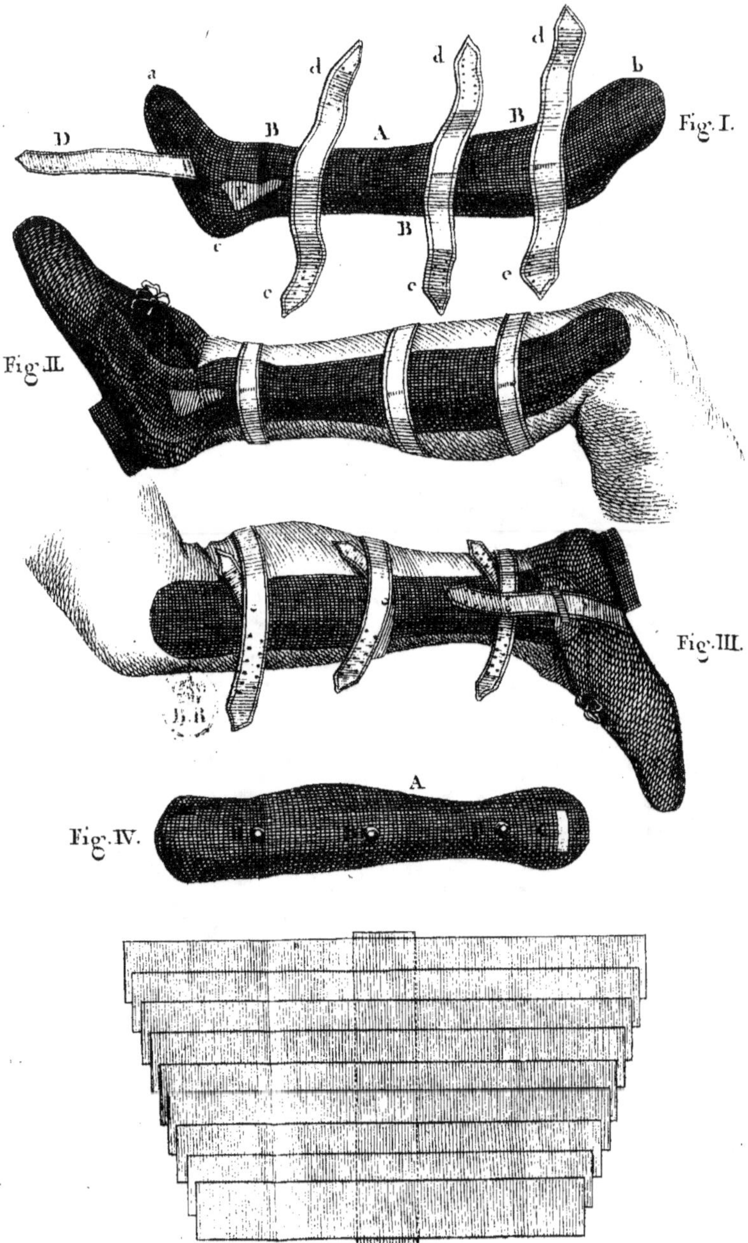

a
d
d
d
b
D
B
A
B
Fig. I.
c
B
c
c
e
Fig. II.
Fig. III.
D.R
A
Fig. IV.
Fig. V.

néceffaire de foulever le membre &
de le remuer à chaque panfement,
lorfqu'il faut rajufter ce bandage quand
il eft relâché.

La douleur qui réfulte du dérangement ou du mouvement d'une fracture
compliquée, la circonftance de la plaie,
la grande mobilité des parties, toutes
ces chofes déterminent affurément à
panfer une telle fracture avec un bandage qui n'exige pas pour fon application, qu'on faffe faire au membre
aucun mouvement : mais je ne vois pas
quelle néceffité ou quelle utilité il y a
de mouvoir le membre dans le cas
d'une fracture fimple. Quel bien en
peut-il réfulter ? Quand une fracture a
été bien réduite, & que le membre a
été fitué convenablement, eft-il poffible
qu'on trouve quelque avantage à le
mouvoir ? Certainement on ne fait que
multiplier les douleurs, & augmenter
le mal. L'intention principale n'eft-elle
pas de procurer la réunion des bouts
fracturés ? Eft-ce en faifant mouvoir le

membre tous les deux ou trois jours,
qu'on peut fe flatter d'obtenir cette
confolidation? N'eft-ce pas au contraire
un moyen propre à la retarder ? L'immobilité du membre n'eft-elle pas auffi
néceffaire pour procurer la réunion de
l'os dans une fracture fimple, que dans
une fracture compliquée ? Il eft vrai
que, dans l'une, la plaie exige d'être
panfée, & le mouvement qu'on fait
faire au membre peut en général être
fuivi de douleurs beaucoup plus grandes que dans l'autre : mais dans la fracture fimple, ce mouvement caufe-t-il
du foulagement au malade, & la confolidation s'en fait-elle plus promptement?

Tous les avantages qu'on attribue
au bandage roulé fe retrouvent également dans celui que je viens de décrire :
il eft même encore plus profitable pour
le malade en ce qu'il n'eft pas néceffaire de foulever ou de remuer la jambe
ou la cuiffe pendant toute la cure, lorfqu'une fois le membre a été fitué convenablement

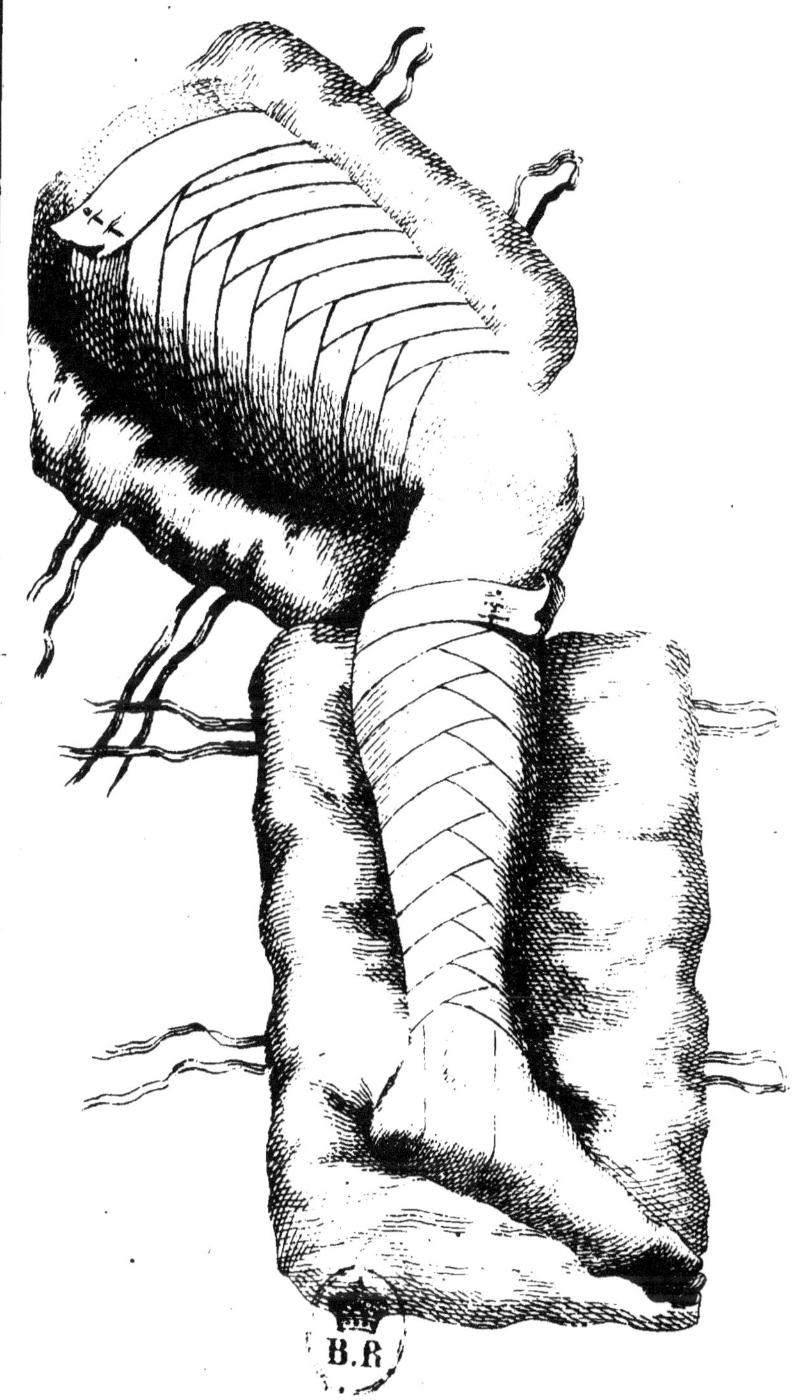

nablement fur l'oreiller. En un mot,
pour ne parler ici que le langage de
l'expérience, c'eft la pratique que l'on
fuit conftamment à l'hôpital de Saint-
Barthelemi avec tout le fuccès poffible.
Nous nous fervons toujours du bandage à dix-huit chefs, & nous ne
remuons jamais le membre pour changer ou pour rajufter ce bandage.

Les pièces d'appareil pour une fracture fimple, & qu'on applique après le
bandage, font les attelles.

On les fait ordinairement de carton,
de bois, ou de quelque autre matière
réfiftante. On prefcrit de les appliquer
fuivant la longueur du membre : quelquefois on en met trois, quelquefois
quatre, pour affurer & affermir davantage les os fracturés.

Il eft certain que ces attelles peuvent
être utiles ; mais l'utilité qu'on retire
de leur application dépend beaucoup
de la forme qu'on leur donne, & de la
manière dont on les applique.

Selon la pratique ordinaire, on ne

les fait pas affez longues pour qu'elles puiffent s'étendre fupérieurement & inférieurement au delà du bandage. Elles ne fe prolongent point jufqu'à la jointure qui eft au-deffus & au-deffous de la fracture ; elles fe bornent à quelques pouces au delà du lieu fracturé. Par exemple, dans la fracture de la jambe, elles ne vont pas jufqu'à la jointure du genou & du pied ; elles agiffent feulement fur la fracture (a).

(a) Telle eft la doctrine des anciens ; elle a été univerfellement adoptée, & fuivie très-exactement. Ces premiers maîtres s'appercevant que des attelles de cette forme, & appliquées de cette manière, excitoient de la douleur & de l'inflammation, défendoient de s'en fervir avant le feptième jour de la maladie, & n'en permettoient l'application que lorfque l'inflammation & les premiers accidens étoient paffés.

Alors ils les appliquoient pour affermir la fracture, & par conféquent les faifoient fort courtes Ils ont eu grand foin de recommander qu'on ne s'en fervît, dans une fracture de la jambe, que dans le temps préfcrit, & de

Appliquées de cette manière & conf-truites sur ce modèle, elles n'agissent pas autrement que ne le feroient des compresses, & sur-tout des compresses faites d'une matière absolument impropre. Tout le bien qu'elles peuvent produire, ainsi taillées & appliquées, peut certainement être obtenu d'une manière plus avantageuse, en se servant d'une autre espèce de compresses plus convenables, tandis que celles que je désapprouve auront tous les incon-

cette manière. Ces attelles peuvent effective-ment être fort utiles; mais ce sera lorsqu'on les fera assez longues pour qu'elles s'étendent jusqu'au genou & aux chevilles inclusivement.

» Ferularum usus idem est ac pannorum, ad » fractum os continendum, ut maneat im-» motum, etiamsi membrum universum mo-» veatur. Jubet Hippocrates leves esse ferulas » & æquales & ad extrema resimas, &c.

» Sed & *breviores ferulas* esse *præcipit* ipsa » vinctura, ne quando cutem proximam ten-» tare valeant eminentem plerumque ob hu-» mores receptos, quos fascia exturbant. Id

véniens d'une compresse dure, qui résiste fortement & qui est mal appliquée.

L'usage véritable des attelles est de maintenir tout le membre dans l'immobilité, sans comprimer la fracture en aucune manière. En rendant le membre immobile, elles coopèrent puissamment à la curation, & favorisent l'intention du chirurgien ; & en comprimant le lieu fracturé, elles causent de la douleur & plusieurs incommodités,

---

» quoque cavere oportet, ne ad ossium emi-
» nentias, quales in ima tibia & sura sunt,
» ferulæ pertingant, &c. »

ORIBASIUS, de Fracturis.

» Sed hoc tempore, post septimum diem,
» vice plagularum oportet ferulas apponere.
» His utebatur Hippocrates demum post
» septimum diem : quia ante septimum magis
» urgebat intentio arcendæ inflammationis,
» quàm intentio stabiliendi fracturam ; post
» septimum autem contrà accidit. »

FABRIC. AB AQUAPENDENTE.

ſans contribuer à la fermeté du membre.

Pour que les attelles puiſſent être d'une utilité réelle, elles s'étendront, pour la fracture de la jambe, au-deſſus du genou & audeſſous des chevilles. On n'en mettra que deux, & on les garnira d'étoupes, de linges uſés ou de coton ; elles n'appuieront que ſur les jointures, & nullement ſur la fracture.

Par ce moyen elles deviendront très-utiles : car une attelle ou compreſſe courte, qui ne s'étend qu'un peu au-deſſus & au-deſſous de la fracture, ſans ſe prolonger juſqu'aux deux articulations, eſt une abſurdité ; &, ce qui eſt pis encore, c'eſt une abſurdité nuiſible & pernicieuſe.

En appuyant ſur les deux articulations, non ſeulement elles les affermiſſent, mais elles rendent encore le pied ferme & ſtable ; au lieu qu'en n'appuyant que ſur la fracture, elles ne peuvent la maintenir en place pour peu que le pied ſe dérange. Alors elles occafionnent la difformité , & caufent de la douleur , en preffant fortement fur les parties qui couvrent & environnent la fracture , & fur les inégalités & afpérités de l'os.

Peut-être objectera-t-on que quoique des attelles courtes ne foutiennent point & n'affermiffent point par elles-mêmes les deux jointures , & , par conféquent , tout le membre , on peut néanmoins remplir encore cette indication dans une fracture de la jambe, en fe fervant de fanons. Je réponds à cela , qu'alors ces attelles deviennent inutiles , & qu'il vaudroit mieux ne s'en pas fervir du tout. On ne doit en faire ufage que pour affermir le membre & le rendre ftable ; & fi elles ne produifent point cet effet , elles ne font qu'embarraffer & multiplier les pièces d'appareil.

Dans une fracture de la cuiffe , fi le membre eft dans l'extenfion , comme cela fe pratique ordinairement , on mettra une attelle qui s'étendra depuis

la hanche jufqu'à la malléole externe ,
& une autre plus courte , qui fe pro-
longera depuis le pli de l'aine jufqu'à la
malléole interne. Dans une fracture du
tibia & du péroné, on ne mettra jamais
plus de deux compreffes ou attelles ;
l'une & l'autre s'étendront depuis le
genou jufqu'aux malléoles. Je décrirai
plus bas la manière de les appliquer
lorfque l'on fait fléchir la jambe.

La fituation du membre eft , en effet , l'objet le plus effentiel du traitement des fractures. C'eft de cette fituation, bonne ou mauvaife, que dépendent le repos & la tranquillité du malade pendant toute la cure , & l'ufage
libre du membre après la maladie. Si
mon intention étoit d'approuver ou de
décrire la méthode ordinaire de fituer
horizontalement & dans l'extenfion la
jambe & la cuiffe fracturées , ce feroit
ici le lieu de parler des machines inventées par les anciens & les modernes
pour retenir tout le membre dans l'extenfion, pour l'affermir , pour étendre

& alonger constamment les muscles qui entourent le membre fracturé, & enfin pour prévenir la difformité & le raccourcissement [3].

Mais comme mon intention est de proposer une situation que je crois préférable, & dans laquelle les boîtes, les cerceaux & autres machines deviennent inutiles, il ne me paroît pas nécessaire d'en parler.

Conformément à cette nouvelle méthode, la cuisse & la jambe fracturées feront posées sur un oreiller dans la même situation où on les a mises pour faire l'extension & la réduction, c'est-à-dire, le genou fléchi.

Je me suis si fort étendu sur la tension & le relâchement des muscles, en conséquence de la situation que l'on doit donner au membre pour faire l'extension, que j'épargnerai au lecteur & à moi-même la peine de répéter là même chose, en le renvoyant à ce que j'en ai dit. Tout ce que j'ai avancé sur l'extension & la réduction du membre fracturé, & sur la position qu'il doit avoir pendant cette opération, tout cela, dis-je, est également applicable & concluant. pour la situation qu'on doit lui donner pendant la cure après la réduction. Tout ce qui facilite la coaptation & la réduction doit nécessairement, par la même raison, soulager la partie malade détenue dans l'immobilité, conserver au membre sa rectitude, sa forme naturelle, & empêcher le déplacement. Le même principe a lieu dans l'un & l'autre cas ; & soit que la doctrine que j'expose soit bonne ou mauvaise en elle - même, tout est égal dans les deux circonstances, c'est-à-dire, dans la manière de réduire la fracture, &. dans celle de situer le membre après la réduction (*a*).

-------

(*a*) On a dit qu'en mettant un membre dans l'extension, les muscles s'alongeoient & s'étendoient, & que, par ce moyen, ils s'op-

Dans une fracture de l'huméris, la seule position convenable que l'on puisse donner au malade, est de faire p'ier le coude : cette position relâche nécessairement tous les muscles, & fait cesser la résistance qu'ils opposeroient si l'avant-bras étoit étendu.

L'expérience journalière démontre les avantages de cette méthode. Il est extrêmement rare de voir le membre difforme ou le malade estropié après une fracture de cette partie, malgré toutes les craintes mal fondées que l'on a sur l'abondance & la rédondance du cal.

La difformité qui est ordinairement

---

posoient au déplacement de la fracture, qu'ils affermissoient. Si le fait est vrai en général, combien de fois arrive-t-il que, dans cette situation, les os sont plus exposés à être déplacés ! Que de peines n'a-t-on pas pour les maintenir en place, sur-tout lorsque les muscles qui s'y attachent sont forts & nombreux

la suite de la fracture des os de l'avant-bras, & sur-tout du radius, est plus ou moins grande, suivant que les muscles qui font la pronation & la supination feront mis dans un état de tenfion ou d'action plus ou moins confidérable, par la pofition de cette partie.

Cela est encore plus vifible dans la fracture du fémur, dont les muscles font forts & nombreux.

L'extenfion du membre détermine la plus grande partie des muscles à fe contracter. Cette action des muscles tire en haut la partie de l'os fracturé qui est près du genou, & en paffant plus ou moins par deffous celle qui répond à la hanche, produit une inégalité, & fait faire une faillie à l'os dans l'endroit de la fracture : d'où fuit le raccourciffement de la cuiffe.

C'est la même chofe dans la fracture des deux os de la jambe : la pofition droite du membre fait contracter les muscles, une flexion modérée du genou les relâche, & diminue leur tendance à se contracter (*a*).

C'est pourquoi la situation du cubitus fracturé doit être telle, que la main soit dans un état moyen entre la pronation & la supination, & les doigts légèrement fléchis ; le radius sera situé supérieurement, & le cubitus inférieurement : ou, en d'autres termes, la paume de la main sera appliquée sur la poitrine, le pouce en haut, le petit doigt en bas, & la main restera constamment dans cette situation par le moyen de deux compresses ou attelles, qu'on passera latéralement depuis le coude jusqu'au bout des doigts. On peut encore remplir cette même indication, en suivant le procédé très-simple & très-ingénieux de M. Gooch de Norfolk. Sa méthode de panser ces

---

(*a*) Suivant que la fracture sera plus ou moins oblique, la vérité de cette doctrine, qui est fondée sur l'expérience, sera plus ou moins sensible & utile.

fortes de fractures , & qu'il a rendue publique , eft préférable à celle dans laquelle on fe fert des compreffes ordinaires , parce que , dans la fienne , les doigts font pliés & retenus plus à l'aife [4].

Dans la fracture du fémur , le malade fera couché fur la partie latérale externe du côté fracturé, le corps appuyé fur le grand trochanter : le genou fera dans un état moyen entre la flexion & l'extenfion, ou à demi plié. La jambe & le pied feront de même fitués fur le côté en dehors, & bien appuyés fur un oreiller , plus élevés que la cuiffe. une large attelle de fapin creufée , & bien vidée, & couverte de laine, de chiffons ou d'étoupes, fera placée fous la cuiffe (*a*) depuis le grand trochan-

---

(*a*) Si l'oreiller fur lequel la cuiffe fracturée eft placée n'eft pas trop épais, on pourra mettre l'attelle de fapin fur cet oreiller avec un égal avantage. Dans plufieurs circonftances, c'eft la meilleure manière d'en ufer.

ter jufqu'au deffous du genou. On en mettra une autre plus courte, qui s'étendra depuis le pli de l'aine jufqu'au deffous du genou intérieurement, ou plutôt fupérieurement dans cette pofition. On fe fervira du bandage à dix-huit chefs ; & quand la fracture aura été réduite, & que le membre fera fitué, comme nous le difons, fur fon oreiller, on ne le foulèvera ni remuera nullement fans néceffité, jufqu'à ce que la fracture foit confolidée. Dans la méthode que j'expofe, il n'eft point du tout néceffaire de remuer le membre ; la réunion fe fera dans un efpace de temps plus ou moins court, fuivant que le membre aura été plus ou moins dérangé.

Dans la fracture du péroné feulement, la pofition de la jambe n'eft pas d'une fi grande importance, parce que le tibia reftant entier, l'extenfion devient inutile, & le membre conferve fa figure naturelle. Il faut cependant obferver qu'en donnant même dans ce cas à la jambe la poſition que j'indique, au lieu de la faire appuyer ſur le mollet, cette ſituation ſera très-avantageuſe : car le genou, reſtant modérément plié, pourra ſe fléchir & ſe mouvoir par la ſuite bien plus aiſément qu'il ne le fera ſi l'on met la jambe dans l'extenſion. Le malade marchera plus tôt & plus facilement, en ſuivant notre procédé.

Dans la fracture du tibia & du péroné, le genou ſera médiocrement plié, la cuiſſe, le corps & la jambe ſeront dans la même poſition que pour la fracture de la cuiſſe. Si l'on ſe ſert de nos attelles, on en placera une ſous la jambe, qui s'étendra depuis le genou juſqu'au deſſous de la malléole, le pied étant bien appuyé ſur un oreiller, un traverſin ou autre choſe ſemblable ; & l'autre attelle, qui ſera de même longueur que la précédente, ſera placée ſupérieurement, comprenant de même les deux jointures. Cette diſpoſition des attelles doit toujours être obſervée, quant à leur longueur. Mais

fi l'on met la jambe en extenfion fuivant la méthode ordinaire, les noms
changent, parce que la pofture change
auffi. On nommera ce qui eft inférieur
dans un cas, extérieur dans l'autre; &
ce qui eft fupérieur dans l'un, intérieur
dans l'autre $(a)$.

Si l'on fe fert des attelles de M.
Sharp, il y en a une qui eft creufée &
prolongée pour mieux foutenir & affermir le pied & les malléoles.

Je crois m'être expliqué fort claire-

----

$(a)$ Les Auteurs qui ont écrit fur les fractures
s'accordent tous à dire qu'il faut affermir le
talon, & remplir le creux qui fe remarque depuis le calcanéum jufqu'aux mufcles jumeaux.
Cette précaution eft, difent-ils, néceffaire pour
éviter la douleur, l'excoriation & même les
ulcérations qui arrivent lorfqu'on met la jambe
dans l'extenfion, appuyée fur le talon.

Plufieurs Auteurs ont encore fait mention
d'un accident qui arrive quelquefois dans les
fractures de la jambe, mais qui appartient plutôt à la fituation que l'on donne au membre,
qu'à la nature de la fracture. Je veux parler de
la diminution ou raccourciffement du mollet.

ment. Je serois fâché de m'être trompé, parce qu'il me semble que la matière que je traite est d'une grande importance. Si ce que j'ai dit est clair & intelligible, le lecteur comprendra que, selon mon opinion, l'extension & la coaptation se feront beaucoup mieux & plus aisément ; que le malade souffrira beaucoup moins pendant ces opérations, & pendant tout le temps nécessaire pour la consolidation de la fracture de la jambe ou de la cuisse ; que l'intention du chirurgien & le desir du malade s'accompliront plus heureusement : c'est-à-dire, qu'une personne traitée suivant cette nouvelle méthode, sera moins exposée à être estropiée que par la méthode ordinaire.

La résistance que les muscles font nécessairement, & la grande mobilité des parties dans toutes les fractures de la jambe & de la cuisse, excepté cependant dans les fractures transversales, ont exercé de tout temps le génie des praticiens, & leur ont fait imaginer différens moyens pour prévenir l'inégalité du cal fuivant eux, le raccourcifſement & la difformité du membre. Nos livres ſont pleins de détails & de defcriptions de machines inventées dans cette vue ; tels ſont les lacs, les poulies, les contrepoids, les boîtes pour les fractures, & autres inſtrumens con- ſtruits de manière à vaincre & à réſiſter continuellement à l'action des muſcles qui environnent l'os fracturé, & à s'oppoſer à cette tendance naturelle des muſcles à ſe contracter, & que l'extenſion du membre favoriſe & augmente néceſſairement. Ceux qui ont fait uſage de ces ſortes de machines, ſavent que les meilleures d'entre elles ont ſouvent été inefficaces ; & quiconque réfléchira tant ſoit peu ſur cette matière, en trouvera promptement la raiſon. Le nombre de jambes difformes & de raccourciſſemens de cuiſſes que l'on voit journellement, prouve l'inefficacité de ces ſortes d'inventions. Cela ne paroîtra

pas furprenant à ceux qui confidére-
ront que leur effet ne peut pas fubfifter
plus long-temps que la caufe elle-
même, à moins qu'il n'y ait dans la
fracture quelque circonftance favorable. Lorfque la réduction eft faite, on
place le membre dans une pofition
telle, que les mufcles qui environnent
la fracture réfiftent à une force exten-
five très-confidérable, & cela en proportion de leur force & de leur nombre.
Cette force continue & augmente jufqu'à ce que les mufcles cèdent, &
que leur réfiftance étant vaincue, on
puiffe par ce moyen placer les bouts
fracturés dans un contact mutuel, autant que la nature de la fracture peut
le permettre. Si elle eft tranfverfe,
c'eft-à-dire, fi les bouts de l'os fracturé préfentent une furface large &
peuvent fe toucher & fe correfpondre
dans une grande étendue, ce contact
mutuel contribuera beaucoup à affermir le membre & la fracture. Mais fi
cette fracture eft oblique, s'il y a

pluſieurs pièces d'os vacillantes , & par conſéquent point de fermeté dans la réduction de l'os , dont les bouts ne ſe touchent point dans une grande ſurface ; ſi l'on n'a pas fait, ou ſi l'on n'a pu faire une extenſion convenable , enfin ſi la coaptation n'eſt pas exacte, les muſcles ſe contracteront tout auſſitôt que l'extenſion diminuera , la fracture ſe déplacera plus ou moins ſuivant ſon eſpèce, le membre ſe raccourcira, la cure ſera prolongée, & le lieu de la fracture ( le cal, ſuivant l'opinion vulgaire ) ſera plus ou moins inégal.

On obſervera ſans doute que les anciens ſont venus à bout de réduire parfaitement bien des fractures de jambes & de cuiſſes ſuivant la méthode ordinaire, & qu'ils les ont guéries ſans la plus petite difformité. J'avoue que cela eſt vrai. Mais en ſuivant cette même méthode, ne rencontre-t-on pas des difficultés ſouvent inſurmontables ? Dans pluſieurs circonſtances, la réduction n'eſt-elle pas exceſſivement douloureufe, & ne produit-elle pas enfuite de l'inflammation & d'autres accidens dangereux ou au moins défagréables ? Malgré tout le foin poffible, & indé-pendamment de toutes les efpèces de machines, n'a-t-on pas vu fouvent des fractures de la cuiffe ou de la jambe fui-vies de difformités & de raccourciffe-mens, & cela uniquement à caufe de l'action des mufcles, & de l'obliquité de la fracture ? Ce que je dis eft abfo-lument vrai, & toute la queftion fe réduit à favoir fi la fituation différente des parties fracturées, par laquelle on prévient l'action & la réfiftance des mufcles, peut empêcher en grande par-tie la plupart de tous ces défagrémens. Je puis répondre affirmativement, d'a-près des expériences multipliées. Si cela eft ainfi en général, comme je n'en doute pas, c'eft-à-dire, fi par la méthode que je propofe on évite plu-fieurs de ces circonftances malheureufes & de ces accidens qui caufent tant de peines au malade & au chirurgien, en suivant les procédés ordinaires, j'aurai prouvé tout ce que j'avois à démontrer, savoir, la supériorité & le grand avantage de ma méthode.

Les chirurgiens faisoient fort bien l'amputation des membres, avant qu'on eût imaginé la double incision : mais cette double incision n'est-elle pas une perfection de plus ? On peut faire l'opération du bubonocèle avec une sonde & des ciseaux ; cela n'empêche pas que le bistouri ne soit préférable à ces instrumens grossiers. Un chirurgien peut couper & retrancher de la partie postérieure du corps quelques onces de chair, ou même une livre, pour guérir un sinus ; cependant on guérit plus promptement & plus aisément en incisant simplement ce sinus. On ne peut assurément nier aucun de ces faits, à moins qu'on ne nie aussi que la douleur ne soit un mal, & qu'on ne dise que la difformité & la beauté sont des termes synonymes.

Je ne cherche pas à amuser le lecteur

par des raifonnemens fpécieux, où par de fimples fpéculations. Tout ce que je dis eft appuyé fur une longue expérience, qui m'eft propre, & fur celle de plufieurs chirurgiens : expérience qui a été réitérée fur un fi grand nombre de malades, & avec tant de fuccès, que je ne crains pas d'avancer que ceux qui voudront fuivre notre méthode, feront tous auffi heureux que nous l'avons été. Je ne prétends pas pour cela qu'on parviendra à mettre dans un contact parfait toutes les efpèces de fractures, & qu'on fauvera toujours la difformité & le raccourciffement du membre, en pratiquant les moyens que j'indique. Si j'ofois l'affurer, ceux qui font verfés dans ces fortes de matières, verroient bien que je m'avance trop, & que je promets plus qu'on ne peut tenir. Je dis feulement, & c'eft tout ce que je prétends, que non-feulement cette nouvelle méthode réuffira dans tous les cas où l'on réuffit en fuivant la méthode ordinaire, mais encore dans la plus grande partie de ceux où l'on ne peut réuffir en la pratiquant.

Dans ces circonftances favorables, où l'on peut également réuffir avec l'une ou l'autre méthode, l'ancienne eft fatigante, douloureufe, incommode, par la fituation horizontale que le malade eft obligé de garder long-temps : au lieu que, dans la méthode que je propofe, le malade a toute la liberté poffible de fe mouvoir pour fatisfaire à fes befoins ou à fes defirs ; il n'eft point expofé à refter eftropié ou à avoir la jambe difforme ou inégale, auffi fréquemment que dans la méthode vulgaire.

J'ai déja dit qu'on obtenoit les plus grands fuccès dans la plupart des fractures de la jambe ou de la cuiffe, en fuivant le plan que je propofe ; mais ces avantages & ces fuccès font encore plus manifeftes dans un cas particulier qui produit ordinairement beaucoup de douleurs au malade, lequel eft

fouvent

souvent estropié par la manière dont on le traite. Je veux parler de la fracture du péroné avec luxation du tibia.

Si l'on jette les yeux sur un squelette, on verra que, quoique le péroné soit un os foible & grêle, lorsqu'on le compare avec le tibia, il soutient cependant si bien par son extrémité inférieure une partie du poids du corps, que sans cet os qui paroît si foible, nous ne pourrions nous soutenir & marcher, sans courir les risques d'une luxation à chaque instant. L'extrémité inférieure du péroné, qui descend considérablement au-dessous du tibia, est unie à cet os & avec l'astragale par des ligamens très-forts, & qui ne sont pas élastiques. Cette extrémité inférieure du péroné a dans sa partie postérieure un sillon superficiel, pour le passage des tendons des muscles péroniers, qui y sont attachés par des capsules ligamenteuses très-fortes. L'action de ces tendons est tellement fixée & déter-

minée fur cet angle , que le plus petit
degré de variation de leur part , en conféquence d'une force extérieure , doit
néceffairement altérer les mouvemens
qu'ils excitent & déranger la pofition
du pied. Remarquons encore que la
fituation exacte & réciproque du tibia ,
du péroné & de l'aftragale , en un mot ,
que l'articulation de la jambe avec le
pied , aide & facilite l'action naturelle
de plufieurs autres mufcles du pied &
des orteils , tels que les gaftrocnémiens ,
le jambier antérieur , le jambier pofté-
rieur , le long fléchiffeur du pouce &
le long fléchiffeur des orteils , comme
l'infpection anatomique le démontre
clairement.

Si le tibia & le péroné font fracturés ,
il fe fait ordinairement un déplacement
tel , que l'extrémité inférieure qui
répond au pied fe gliffe par deffous
celle qui répond au genou ; ce qui produit dans le lieu de la fracture une
tumeur inégale , difforme , & rend le
membre fracturé plus court qu'il ne

doit l'être. Ce cas est général, dans quelque endroit de la jambe que soit la fracture.

Si le tibia est seulement fracturé, & qu'il n'y ait point eu de violence, d'indiscrétion ou d'inadvertance commises par le malade ou par ceux qui ont aidé à le conduire, le membre conserve ordinairement sa forme & sa longueur naturelles. La même chose arrive communément, si le péroné est seulement fracturé dans sa partie moyenne ou supérieure, ou deux ou trois pouces au-dessus de son extrémité inférieure.

J'ai déja dit, & tout le monde en conviendra, que le soutien du corps & que l'usage véritable des malléoles ou de l'articulation du pied, dépendent presque entièrement de la situation perpendiculaire du tibia sur l'astragale, & de sa ferme connexion avec le péroné. Si l'un de ces os se dérange, & que le tibia quitte sa position perpendiculaire sur l'astragale, ou si, par une violence quelconque, il se sépare du péroné, le pied se luxera en partie en dedans. Cette luxation partielle ne pourra arriver, non seulement sans une extension considérable, ou peut-être sans un déchirement de la capsule, qui est lâche & foible, mais encore sans une rupture des forts ligamens qui unissent l'extrémité inférieure du tibia avec l'astragale & le calcanéum, & qui constituent en grande partie la force ligamenteuse de la jointure du pied.

Cela arrive lorsqu'en sautant, le péroné se rompt dans sa partie la plus foible, c'est-à-dire, deux ou trois pouces au-dessus de la malléole externe [5].

Dans ce cas, l'extrémité inférieure de l'os fracturé se porte en dedans vers le tibia, & la malléole externe se tourne un peu en dehors & en haut. Le tibia n'étant plus soutenu convenablement, & ne pouvant par lui-même garder long-temps sa situation perpendiculaire, se sépare de l'astragale & se porte en dedans ; ce qui ne peut arriver sans que le ligament capsulaire ne soit fortement distendu & tiraillé, & peut-être même déchiré. Les forts ligamens qui attachent le tibia avec l'astragale & le calcanéum sont toujours déchirés, ce qui cause en même temps une fracture du péroné & une luxation complète du tibia, & quelquefois une plaie aux tégumens dans l'endroit de la malléole interne. D'où il suit nécessairement que tous les tendons qui passent derrière le tibia & le péroné, ou qui s'attachent aux extrémités de cet os & au calcanéum, ont leur direction tellement changée, qu'au lieu de suivre & d'exécuter leur action ordinaire, ils contribuent tous à la distorsion du pied, & cela en le tournant en dehors & en haut.

Quand cet accident est compliqué, comme il arrive assez souvent, de plaie aux tégumens vers la malléole interne, & qu'elle est produite par la protrusion de cet os, cette maladie se termine ordinairement par une gangrène mortelle, à moins qu'on ne faſſe l'amputation à temps. Cependant j'ai vu cette maladie guérir parfaitement bien ſans amputation. Mais dans le cas même le plus ſimple, & lorſqu'il n'y a point de plaie aux tégumens, il eſt extrêmement difficile de mettre de niveau les parties dérangées, & encore plus difficile de les maintenir réduites convenablement ; & à moins qu'on n'emploie toute l'habileté poſſible, le malade reſte preſque toujours eſtropié, ou pour le moins difforme.

Après tout ce que j'ai dit, une explication plus étendue deviendroit abſolument inutile. Quiconque examinera la ſtructure & la poſition des parties, verra qu'il en doit être ainſi. La fracture du péroné, l'extenſion & la dilatation de la capſule, & la rupture des ligamens qui attachent l'extrémité inférieure du tibia avec l'aſtragale & le calcanéum, font perdre au tibia ſa direction & ſon appui perpendiculaires ; le pied ſe dérange & ſe contourne, cette diftorfion altère & change l'action naturelle des mufcles ; ce qui caufe beaucoup de difficulté pour réduire la luxation, & pour maintenir la fracture du péroné bien réduite. Si l'on veut fe fervir de compreffes & d'un bandage ferré, on caufe beaucoup de douleur au malade, on excite même une ulcération fur la malléole interne, qui oblige à difcontinuer l'application d'un pareil bandage. Si l'os n'eft pas placé dans fon lieu naturel, le malade refte eftropié au point qu'il eft obligé de porter un foulier garni de fer, ou des bottines lacées, ou quelque autre machine femblable, pendant un long efpace de temps, & fouvent toute fa vie.

Tous ces inconvéniens font l'effet de la pofition du membre, qui excite néceffairement les mufcles à fe contracter ou à produire une grande réfiftance, ce qui eft la même chofe. De là naiffent les difficultés qu'on éprouve à faire la réduction, & à maintenir l'os réduit : le pied se dérange , se porte en dehors & en haut, & cause la difformité qui accompagne toujours cette maladie. Mais si l'on donne au membre une position différente, si on le place de côté & sur sa partie latérale externe, le genou légèrement plié , & si les muscles qui forment le gras de la jambe & ceux qui passent derrière le péroné & sous le calcanéum , sont dans le relâchement , les obstacles & la difficulté s'évanouiront aussitôt ; on pourra placer aisément le pied dans sa situation naturelle , on réduira facilement la luxation ; & en laissant toujours le membre dans la flexion, on réussira parfaitement bien, comme je l'ai expérimenté plusieurs fois.

Il n'y a que deux espèces de fractures pour lesquelles on ne doit pas mettre la partie dans la flexion ; savoir , la fracture de l'olécrane & celle de la rotule. L'extension du bras & de la jambe est alors absolument nécessaire : dans le premier cas , pour maintenir

les pièces fracturées dans un contact
mutuel, jufqu'à ce qu'elles foient parfaitement confolidées ; dans le fecond,
afin de les rapprocher autant qu'il eft
poffible l'une contre l'autre, pour qu'enfuite le malade puiffe marcher commo-
dément (*a*).

Quant à la fracture de la rotule, ç'a

---

(*a*) Quoiqu'il foit néceffaire de tenir la
jambe étendue dans la fracture de la rotule,
cependant cette fituation eft fondée fur les
principes que j'ai établis, lefquels déterminent
à faire fléchir utilement la jambe pour la fracture du tibia & du péroné, afin de relâcher les
mufcles & les tendons qui s'attachent à l'os
fracturé.

Quiconque examinera la difpofition des
pièces d'une rotule fracturée tranfverfalement,
s'appercevra aifément de l'inutilité ou du peu
d'avantage que l'on retire des courroies, des
compreffes, des boucles, des boutons, &
autres inventions femblables décrites par les
Auteurs, fur-tout lorfqu'on les applique fous
le fragment inférieur de la rotule. Les mufcles
extenfeuts de la jambe en fe contractant,
tirent en haut le fragment fupérieur de la

**D v**

été une opinion universellement reçue pendant long-temps, & qui me paroît absolument fausse, que la tension & la roideur excessives de l'articulation du genou, qui souvent sont la suite de cette fracture, dépendent de l'effusion du cal qui suinte des bouts fracturés dans la capsule articulaire ; & que, plus les fragmens de la rotule sont

rotule, & l'éloignent de l'inférieur, qui reste presque absolument dans le même endroit où il étoit avant l'accident. Aucune puissance n'agit sur lui : il ne peut donc & ne doit pas se mouvoir.

L'extension de la jambe relâche les muscles qui s'attachent à la partie supérieure de l'os fracturé, & les empêche d'agir ; & quoiqu'une petite compresse appliquée immédiatement au-dessus du fragment supérieur, & un bandage modérément serré puissent servir utilement pour maintenir cette pièce de la rotule en place, cependant c'est la position de la jambe qui assujettit la fracture, rapproche les deux pièces d'os & en opère la réunion.

rapprochés l'un de l'autre , plus cet effet doit avoir lieu.

Cette opinion me paroît également abſurde. Dans le premier cas , la rotule fracturée n'eſt point du tout capable de fournir une aſſez grande quantité de ſuc oſſeux pour produire cette rigidité de l'articulation, à moins qu'on ne ſuppoſe que la matière du cal s'écoule auſſi aiſément que la ſoudure que verſe un plombier. Dans le ſecond cas ſi l'épanchement de ce ſuc avoit réellement lieu, l'unique moyen de prévenir cet épanchement ſeroit de maintenir les pièces fracturées dans un contact mutuel. Enfin on ne trouve point après la mort aucun veſtige d'effuſion du cal dans l'articulation , comme je m'en ſuis aſſuré pluſieurs fois. On doit donc chercher ailleurs la vraie cauſe de cette rigidité qui arrive quelquefois après la fractute de la rotule. Le repos long-temps continué & & l'immobilité de la jointure, que l'on regarde comme un moyen capable de procurer une exacte conſolidation, la violence faite aux ligamens & aux tendons des muscles extenseurs de la jambe, en un mot, la nature & l'espèce de la fracture, donnent lieu à cet accident.

Quoi qu'il en soit, il est toujours certain que ceux qui marchent le mieux après une fracture de la rotule, sont ceux qui l'ont eu fracturée transversalement en deux parties presque égales, qui n'ont pas resté long-temps couchés, & non au-delà de l'inflammation passée, & ceux dont on a fait mouvoir le genou modérément, après que les premiers accidens ont été dissipés ; enfin ceux en qui les pièces fracturées ne sont pas dans un contact absolument exact, mais entre lesquelles il y a un léger intervalle [6].

Je ne puis terminer cet article des fractures simples, sans faire mention d'une circonstance particulière qui n'est pas fort importante lorsqu'on la connoît bien, mais qui peut avoir des suites fâcheufes quand on la néglige ou qu'on la faifit mal.

Je veux parler de ce qu'on appelle vulgairement *bout relevé d'une fracture.*

Par cette expreffion, une perfonne peu inftruite s'imaginera que la partie faillante d'un os fracturé eft fortie de fa place naturelle, qu'elle fait ou a fait une éminence, & qu'elle devient, par cette élévation, fupérieure à l'autre bout de la fracture : ce ne peut être affurément que l'idée d'un ignorant, & ce feroit alors une affaire de peu d'importance. Mais lorfque ce font des chirurgiens eux - mêmes qui penfent ainfi, la chofe devient fort importante. Dans plufieurs occafions, nous nous conduifons en grande partie d'après l'idée que nous attachons aux mots. Si nous n'attachons aucune idée aux mots dont nous nous fervons, nous deve-nons abfurdes, inintelligibles, & nous commettons fans ceffe des erreurs très-groffières.

La fiftule lacrymale, la fiftule à l'anus

& celle du périnée, font des preuves convaincantes de ce que j'avance. Le fujet que je traite le démontre encore complétement : car cette idée fauffe de bout relevé d'une fracture a fuggéré l'abfurde pratique des compreffes, des points d'appui, & du bandage ferré, dans le cas de la fracture fimple (*a*).

Le fait eft que dans les fractures de la jambe, de la cuiffe & de la clavicule, il n'y a réellement point de faillie ou de prominence de la part d'une des deux extrémités de l'os fracturé. Il eft

---

(*a*) Un chirurgien, mort il y a quelque années, me fit voir une machine qu'il avoit imaginée pour abaiffer ce bout faillant & relevé du tibia. C'étoit un inftrument conftruit fur les principes du tourniquet de M. Petit, & qui n'agiffoit qu'en comprimant. Je lui dis librement mon avis ; mais il étoit fi enthoufiafté de fon invention, qu'à 'a première occafion il appliqua fon inftrument fur une fracture fimple, qu'il convertit auffitôt en fracture compliquée, par la forte compreffion qu'il fit fur l'os.

bien vrai que le bout ou l'extrémité supérieure de l'os est relevée, tandis que l'extrémité inférieure est déprimée. Mais ce bout supérieur est dans son lieu naturel & en place, & ne peut être dérangé par aucun moyen ; & le bout inférieur qui n'est pas dans la situation qu'il doit avoir, peut être replacé convenablement avec le secours de l'art.

Ce que je dis ne paroîtra peut-être qu'un jeu de mots ; mais quand cela influe sur la pratique, la chose mérite qu'on y fasse attention.

Quand un os cylindrique, tel que le fémur, le tibia ou le péroné, est fracturé, l'action des muscles, les mouvemens du péroné, & le simple poids de l'extrémité inférieure du bras, de la cuisse ou de la jambe, déplacent les bouts fracturés. Ce déplacement est toujours tel, que l'inégalité qui en résulte nécessairement, provient du bout inférieur de l'os fracturé, qui se dé-

prime & paſſe par deſſous le bout ſupérieur. De là il réſulte une tumeur, ou
élévation inégale , qu'on appelle *bout
relevé de l'extrémité ſupérieure de la
fracture*. Maintenanr celui qui regarde-
roit cette élévation du bout ſupérieur
comme un os hors de ſa place , & qui
ne la conſidéreroit pas comme l'effet
de la dépreſſion du bout inférieur qui
tend à gliſſer ſous le ſupérieur , & qui,
pour diminuer & faire ceſſer cette élévation, la comprimeroit avec des com-
preſſes ou un bandage ſerré qui appuie-
roit fortement , cauſeroit des douleurs
inutiles aux malades ſans pouvoir réuſſir
Mais , au contraire , un chirurgien
qui ſait que le bout ſupérieur de l'os
fracturé eſt dans ſa place , & que c'eſt
ſeulement le bout inférieur qui eſt déplacé par la peſanteur du membre , par
l'action des muſcles , prévient la difformité , & remédie à cet accident en
replaçant convenablement l'extrémité
inférieure du membre fracturé , ſans

fatiguer le malade par un appareil inutile.

Il fait, par exemple, que dans la fracture de la clavicule, l'élévation est produite par l'extrémité sternale qui est en place, tandis que l'extrémité humérale est déprimée par la pesanteur du bras. C'est pourquoi, au lieu de comprimer la partie élevée avec des compresses, comme quelques-uns le font mal à propos, il replacera fort aisément la fracture, & la mettra de niveau en élevant le bras; & par ce moyen il fera, sans causer aucune douleur, ce qu'il n'auroit jamais pu faire en suivant l'autre procédé [7].

Il en est de même de la fracture de la jambe & de la cuisse. Il arrive quelquefois une semblable élévation, qu'on ne doit jamais chercher à déprimer par les compresses ou le bandange. On doit toujours relever le bout inférieur, & le placer de niveau avec le bout supérieur. C'est l'unique moyen de faire

difparoître autant qu'il eft poffible ,
l''inégalité du membre (*a*).

## *Des Fractures compliquées.*

J'emploie le terme de fracture compliquée , dans le fens ufité par tous  les

---

(*a*) Si j'écrivois un traité complet fur les
maladies des os , il conviendroit de parler des
maladies accidentelles qui ont quelquefois lieu
dans les fractures fimples ; telles que les léfions
de la membrane médullaire dans les mauvais
tempéramens , l'hémorrhagie ou l'efpèce d'ané-
vrifme faux , formé par la bleffure de l'artère
interoffeufe de la jambe & de l'avant-bras ;
les fièvres & les maladies critiques qui fur-
viennent pendant le traitement de la fracture ;
le défaut ou manque de cal, ou la non-réunion
de l'os ; l'éryfipèle qui occupe le membre
fracturé , & qui produit un ulcère qui a fon
fiége dans le tiffu cellulaire & le périofte ; le
vice du fuc gélatineux , qui , au lieu de confolider la fracture, produit une efpèce de carie
avec exoftofe. Il y a plufieurs exemples de
tous ces accidens ; mais le plan que je me fuis
tracé dans cet ouvrage, ne me permet pas
d'entrer dans tous ces détails.

auteurs Anglois, & signifiant une fracture avec plaie.

La première chose que nous devons examiner, est de savoir si l'on peut essayer de conserver le membre fracturé, & sauver en même temps la vie du malade ; ou, en d'autres termes, s'il est plus probable que le malade mourra de sa fracture, que de l'opération de l'amputation. Il y a plusieurs circonstances qui peuvent rendre le cas tel que je l'expose. L'os ou les os peuvent être fracturés en plusieurs pièces par une roue de voiture, qui aura passé sur le membre & qui l'aura écrasé ; la peau, les muscles, les tendons peuvent être meurtris, déchirés, & même détruits au point d'exciter une prompte mortification ; les extrémités des os peuvent être brisées dans ou près l'articulation, & les ligamens déchirés. Toutes ces circonstances sont autant de raisons qui déterminent à faire l'amputation sur le champ. Une longue expérience a confirmé ce sentiment, qui est fondé sur des principes d'humanité & fur les règles de l'art, malgré tout ce que l'on a pu dire pour accréditer une opinion contraire.

Quand un chirurgien dit que, dans une fracture compliquée & récente, on doit faire l'amputation fur le champ plutot que d'effayer les remèdes ufités en pareil cas pour conferver le membre, il ne prétend pas dire qu'il eft abfolument impoffible de le conferver fans faire l'amputation, comme cela eft arrivé quelquefois : on affure feulement, d'après l'expérience, que les tentatives que l'on a faites pour conferver le membre après une fracture très-compliquée, avoient été vaines & inutiles, les malades étant morts des fuites de leurs bleffures ; & l'expérience a démontré qu'il eft plus probable qu'un malade mourra des fuites d'une pareille fracture compliquée, que de l'amputation.

Tout le monde fait qu'on a guéri de ces fortes de bleffures, qui paroiffoient

incurables selon toutes les apparences ,
& que l'on a quelquefois fauvé des
membres qui étoient tellement endom-
magés , qu'il sembloit n'y avoir d'autre
reffource que l'amputation pour conferver la vie du malade. Ces faits , qui
font très-véritables , ne détruifent point
le fentiment reçu , parce que les praticiens favent aufli que le nombre de
ceux qui guériffent fans amputation ,
dans ce cas , eft trop petit & même
trop peu confidérable pour pouvoir faire
règle , & que toutes les tentatives que
l'on fait pour conferver le membre font
ordinairement trompeufes (*a*). Ces

---

(*a*) M. *Van Swieten* , qui a écrit théori-
quément , comme plufieurs autres , fur la chirurgie , confeille , dans le cas d'une fracture
compliquée & de très-mauvaife efpèce , pour
laquelle on fera obligé felon toutes les apparences de faire l'amputation , de différer cette
opération , afin d'effayer pendant deux ou
trois jours la vertu des anti-feptiques appliqués fur le membre fracturé. Il fonde fon
fentiment fur le fuccès remarquable qu'eut

confidérations fur l'amputation font de la plus grande importance , parce qu'il faut très-fouvent fe déterminer fur le champ. Dans plufieurs circonftances , le plus petit délai devient défavantageux au malade : & en effet , un très-

---

*La Motte* dans un cas qui paroiffoit défefpéré , au fujet d'un homme qui eut la jambe brifée par une roue de charrette.

Je ne doute pas que le malade dont parle *La Motte* n'ait guéri ; mais ce chirurgien fit voir plus de témérité en effayant de fauver le membre fans faire l'amputation , qu'en la faifant. Cette opération étoit abfolument indiquée. Quant au confeil de M. *Van Swieten* , d'attendre deux ou trois jours , je prends la liberté d'ajouter : Si vous fuivez cet avis , attendez encore quelques jours de plus ; car au bout dé ces deux ou trois jours de grace le malade aura très-peu d'efpérance de guérir , même par l'amputation : & fi vous attendez davantage , il en aura encore moins qu'il n'en avoit au moment de l'accident. Je ferois au défefpoir de paffer pour un homme cruel ou téméraire , mais je crois que tous les bons Praticiens feront dé mon avis.

court efpace de temps décide du falut ou de la mort.

Si ces fortes de maux étoient de nature à permettre qu'on délibérât pendant deux ou trois jours fur le parti qu'on doit prendre, & que, pendant ce temps, il arrivât des circonftances particulières qui indiquaffent néceffairement la conduite que doit tenir le chirurgien, fans rifque pour le malade, le cas feroit bien différent. Le chirurgien ne paroîtroit pas auffi précipité dans fa réfolution, qu'on l'imagine communément ; & le malade, plus convaincu de la néceffité de l'opération, s'y foumettroit avec moins de répugnance. Mais, malheureufement pour l'un & pour l'autre, ce cas eft très-rare, & le malade eft fouvent fans reffource, lorfqu'on a laiffé échapper l'occafion favorable. Il faut, de la part du chirurgien, beaucoup de prudence & de difcernement pour ne pas priver un malade d'un de fes membres fans néceffité & par trop de précipitation,

& pour ne pas le laiffer périr par une complaifance & une timidité mal entendues , en voulant abfolument le guérir fans amputation. Il eft encore néceffaire d'avoir l'art de perfuader & de convaincre de la néceffité de l'opération ; car celui que l'on détermine promptement & avec précipitation à fe laiffer couper la jambe , court toujours de grands rifques en différant une opération qui doit être faite promptement [8].

Si l'on croit que le malade puiffe guérir fans amputation , la première chofe que l'on doit faite eft de réduire la fracture. La facilité ou la difficulté de la réduction dépend , non - feulement de la nature de la fracture , mais encore de la difpofition de l'os par rapport à la plaie.

Si le déplacement n'eft pas bien confidérable , on aura moins de peine à faire la réduction & à donner à la fracture une bonne pofition , que s'il en étoit autrement. Mais fi le déplacement

eft

est considérable, & que les os fassent une grande saillie, la difficulté de les réduire est toujours proportionnée à la situation de la plaie à travers laquelle ils ont passé. Si la fracture est transverse, & que la plaie soit grande, une extension modérée suffit pour faire la réduction. Mais si la fracture est oblique, & qu'elle se termine, comme il arrive assez souvent, en une pointe aiguë, longue & piquante, la plaie qui en résulte n'est pas ordinairement plus grande qu'il ne faut pour permettre de faire aisément l'extension. Dans ce cas, si l'on met la jambe dans une situation droite & horizontale pour faire l'extension, l'éclat de l'os engagé dans la plaie comprimera fortement la peau, & sera comme enclavé. La réduction deviendra impraticable : plus on alongera & étendra la jambe, plus la pointe de l'os qui a passé à travers la plaie, comprimera dangereusement la peau & les parties qui sont sous cette pointe osseuse.

E

Dans cette circonſtance, on a coutume de ſcier cette portion d'os saillante. Je ne dis pas que cette pratique eſt toujours & abſolument inutile & mauvaiſe ; mais elle eſt ſouvent telle. Lorſque la pointe d'os qui fait ſaillie eſt fort longue & très-aiguë, il eſt ſans doute utile de l'emporter avec la ſcie : mais cette réſection devient fort inutile dans preſque tous les cas. (*a*)

L'unique moyen de ſurmonter cette difficulté, eſt de changer la ſituation du membre, & d'agrandir la plaie. Ordinairement, le premier de ces moyens ſuffit ; & on emploiera le ſecond, ſi l'autre eſt inſuffiſant.

On ſera aiſément convaincu de la vérité des principes que j'ai poſés, & de l'avantage qu'il y a de fléchir le membre pour faire la réduction & pour maintenir les os réduits, lorſqu'on aura eſſayé combien il eſt difficile de produire les mêmes effets en mettant le membre dans l'extenſion, dans le

---

(*a*) M. *Pott* eſt ici dans l'erreur.

cas d'une fracture compliquée avec déplacement. Si, en mettant le membre dans l'extenfion ou dans la flexion, la réduction devient impraticable, il faut alors agrandir la plaie. Ceux qui n'ont pas eu des occafions fréquentes de voir cesfortes de cas, éviteront fans doute, autant qu'il leur fera poffible, de faire cette incifion, qu'ils regarderont comme une circonftance défagréable pour le malade ; mais leurs appréhenfions font mal fondées. On ne court aucun rifque en agrandiffant la plaie ; il ne s'agit feulement que de couper la peau : cependant il faut que cette incifion foit affez grande pour que la réduction de l'os fe faffe aifément, & pour qu'elle puiffe fervir dans la fuite d'iffue au pus, à la chute des efcares, & à l'extraction des efquilles, &c.

Si l'os eft fracturé en plufieurs pièces, & que plufieurs fragmens foient féparés & vacillans au point de ne pouvoir plus faire corps avec l'os & fe réunir avec lui, il faut les extraire doucement,

fans violence, ne pas exciter d'hémorrhagie, & ne pas mettre les doigts ou
les instrumens plufieurs fois de fuite
dans la plaie. On doit auffi faire l'extraction des efquilles ou pointes offeufes, qui par leur préfence peuvent
piquer & irriter la plaie. Mais ces fortes
d'opérations ne doivent fe faire qu'avec
beaucoup de prudence & de précaution : le chirurgien ne doit pas oublier
que fi les parties molles qui environnent l'os fracturé font contufes, meur-
tries & lacérées au point d'exciter beaucoup de douleur & d'inflammation,
c'eft abfolument la même chofe pour
le malade & pour les fuites de la maladie, qu'un tel délabrement foit l'effet
de la fracture ou du mauvais traitement. Dans les premiers temps d'une
fracture compliquée, on redoute beaucoup la douleur, l'irritation, l'inflammation, & les autres accidens primitifs : on doit alors employer tous les
moyens poffibles pour calmer ces accidens. On y parvient en faifant ufage

des ſecours uſités en pareil cas , & par l'extraction des eſquilles , fragmens , corps étrangers , &c. ; ayant toujours grand ſoin de faire cette extraction ſans violence , & ſans courir les riſques d'augmenter la maladie & ſes accidens.

La réduction d'une fracture compliquée eſt la même que celle d'une fracture ſimple : dans l'une & dans l'autre , il faut faire une extenſion ſuffiſante pour que les deux extrémités fracturées ſe touchent & ſoient de niveau autant qu'il eſt poſſible , afin de ſe conſolider promptement & parfaitement.

Il eſt abſolument inutile de répéter ce que j'ai déja dit plus haut. Si les raiſons que j'ai alléguées pour faire l'extenſion , le membre étant fléchi , afin de relâcher les muſcles & de diminuer leurs puiſſances rétractives , ſont de quelque valeur dans le cas d'une fracture ſimple , elles ont d'autant plus de force par rapport à la fracture compliquée de plaie , de déchirement de la peau, d'irritation dans les muſcles, &c.

Les ſuites de la plaie, de la douleur & de l'irritation, doivent néceſſairement être plus graves quand la plaie eſt déchirée & faite par une pointe d'os, ſans parler de tous les accidens qui naiſſent de l'alongement ou de l'extenſion forcée des muſcles qui ſont à moitié diviſés & contus.

La plus légère réflexion ſuffira pour convaincre une perſonne raiſonnable ; mais l'expérience décide ſouverainement, & doit prononcer dans ces ſortes de cas. Si la méthode que je propoſe, de mettre le membre dans la flexion, n'eſt pas ſupérieure à celle de le mettre dans l'extenſion, comme on a coutume de le faire, il faut convenir que j'ai été dans l'erreur pendant trèslong-temps.

Les inciſions faites, les eſquilles ôtées, la fracture réduite, & le membre ſitué dans la meilleure poſition poſſible, il faut enſuite appliquer l'appa reil. Les auteurs se sont fort étendus sur ce point , & ceux principalement qui ont compté beaucoup sur l'application des bandes , & autres pièces d'appareil , dans le traitement des fractures. Mais pour remplir cet objet convenablement , il ne s'agit que de savoir quelles sont les indications qu'il faut suivre en appliquant un appareil sur une fracture compliquée. Les seules lumières de la raison nous indiquent ce qu'il convient de faire.

L'appareil nécessaire pour une fracture compliquée est de deux espèces , pour la plaie & pour le membre fracturé. Quant au pansement & à l'appareil , on se propose de maintenir une ouverture libre pour la sortie du pus , des escares , des fragmens d'os ou corps étrangers. L'évacuation de toutes les matières doit se faire sans causer beaucoup de douleur au malade ; car leur présence pourroit être suivie d'accidens. Le but qu'on se propose en appliquant un appareil sur une fracture,

eſt de prévenir & de diſſiper l'inflammation, afin que ſi les circonſtances
ſont favorables, & ſi le malade eſt
d'un bon tempérament, la plaie puiſſe
guérir ſans ſuppuration ; ou, en ſuppoſant que cela ne ſoit pas poſſible,
afin de prévenir au moins la mortification & la gangrène. C'eſt pourquoi rien
n'eſt meilleur que de mettre ſur la plaie
un peu de charpie ſèche & très-douce,
pour abſorber les matières purulentes,
& de couvrir le tout avec un pluma-
ceau, ſur lequel on aura étendu légére-
ment un peu de digeſtif ſimple. C'eſt la
nature de la plaie qui détermine la fré-
quence des panſemens. Si la ſuppuration
eſt modérée, il ſuffit de panſer une fois
le jour ; mais ſi les matières ſont très-
abondantes, il faudra panſer plus ſouvent, pour ne pas laiſſer croupir le pus
dans la plaie. Le traitement de la fracture, fait dans la vue de prévenir la
douleur, l'inflammation & autres accidens, varie ſuivant les différens Pra-

ticiens. Quelques-uns appliquent d'a-
bord des médicamens gras & relâchans ; d'autres en appliquent d'une
nature différente. Ces médicamens
peuvent être également bons condi-
tionnellement : cela dépend de la nature & des circonstances de la maladie.

Plusieurs Praticiens ont coutume
d'envelopper le membre fracturé avec
un cataplasme chaud & relâchant, soit
qu'il y ait de la tension ou qu'il n'y en
ait pas. Ce traitement ne me paroît pas
judicieux. Lorsque, par négligence, ou
faute de secours donnés à temps , ou
par la mauvaise conduite du malade ,
ou par le défaut d'intelligence de la
part de ceux qui l'ont relevé dans l'instant de sa chute , & qui ont aidé à le
conduire ; ou enfin lorsque, par quelque cause que ce soit, le membre est
tendu , gonflé & fort douloureux, il
est alors très-utile d'appliquer un cataplasme émollient. Dans ces circonstances , l'état des parties est tel que la réu-

E v

nion immédiate ne peut fe faire ; il n'y a qu'une fuppuration abondante , & des évacuations convenables qui puiffent calmer ces accidens. C'eft pourquoi tout ce qui peut relâcher les parties tendues & enflammées eft très-néceffaire : c'eft l'unique moyen d'exciter une abondante & utile fuppuration. Mais cette indication n'a plus lieu & devient très-différente , lorfque les circonftances ne font plus les mêmes. Autre chofe eft de relâcher les parties tendues , enflammées & douloureufes, ou de prévenir un gonflement inflammatoire. Les moyens curatifs ne doivent pas être les mêmes dans l'un & l'autre cas. Dans le premier , une abondante fuppuration eft abfolument néceffaire ; dans le fecond cas , elle eft abfolument inutile. Ainfi , quoique l'application d'un cataplafme émollient foit très - convenable dans certaines circonftances , ce topique n'eft pas auffi utile dans d'autres que l'eft l'ufage des difcuffifs , tels qu'un mélange d'esprit-de- vin , d'eau & de vinaigre avec le sel ammoniac, l'esprit de Mindererus , le vinaigre de Saturne , &c. Ces remèdes , lorsque le tempérament est bon , que les circonstances sont favorables qu'on n'a pas épargné les saignées, & qu'on a eu soin de faire observer un régime anti-phlogistique , dissipent l'inflammation ; le malade guérit , sans être exposé à souffrir de grandes suppurations, qui, quoique nécessaires dans quelques cas , & presque inévitables dans d'autres, doivent être excitées & favorisées par l'application des cataplasmes émolliens, lorsqu'elles font utiles , plutôt que d'être retardées ou supprimées par des remèdes contraires.

En général, les fractures compliquées exigent d'être pansées tous les jours ; & comme on ne peut mouvoir les pièces fracturées sans causer beaucoup de douleur au malade, il est aussi nécessaire de tenir la partie dans un repos parfait, que de panser souvent.

On a donc rejeté avec raison le bandage roulé, auquel on a subftitué judicieufement le bandage à dix - huit chefs. Je me fuis déja tellement étendu fur ce point, que la répétition de ce que j'ai dit deviendroit abfolument inutile. L'ufage des compreffes ou attelles courtes & peu étendues, eft plutôt préjudiciable qu'utile, par les inconvéniens qu'elles produifent.

Quoiqu'on ne doive point fe fervir de celles qui font courtes dans les fractures fimples & compliquées, pour les raifons que j'ai expofées plus haut, cependant celles qui font d'une longueur convenable, qui s'étendent d'une jointure à l'autre, & que l'on applique feulement de l'un & de l'autre côté de la jambe, peuvent être employées trèsutilement dans les fractures fimples & compliquées, parce qu'alors elles rendent le membre beaucoup plus ferme & plus ftable qu'il ne le feroit fans leur fecours.

Je me fuis fi fort étendu fur la fituation que l'on doit donner au membre, en traitant de la fracture simple, que ce seroit abuser de la patience du lecteur, que de répéter ici ce que j'ai dit à cette occasion. La seule différence qu'il y a entre le traitement d'une fracture simple & celui d'une fracture compliquée, par rapport à la position du membre, est que les parties qui environnent l'os fracturé dans la fracture compliquée soient moins gênées, & par conséquent moins exposées à l'irritation, la douleur, l'inflammation & toutes ses suites. On doit donc préférer une méthode par laquelle on obvie à tous ces accidens, & qui les diminue autant qu'il est possible. Or la position du membre est, dans ce cas, une circonstance si essentielle, que sans elle tous les autres secours seront infructueux. L'indication que l'on doit remplir, est de donner au membre fracturé une situation douce, facile, & la plus favorable aux muscles blessés & déchirés, afin qu'ils ne soient pas irri-

tés, comme ils le feroient infaillible-
ment, si l'on faisoit étendre le membre:
ce qui les tirailleroit, & produiroit de
l'inflammation & la suppuration. Telle
est, dis-je, l'intention que l'on doit
avoir. Cette situation que je recommande est si nécessaire & si avantageuse, ou défavantageuse, suivant
qu'on l'observe ou qu'on ne l'observe
pas, qu'il est inutile que je m'étende
davantage sur ce point.

J'ai averti, en commençant, que mon
intention n'étoit pas d'écrire un traité
complet des maladies des os, mais de
faire seulement quelques remarques,
qui, à ce que je crois, pourront être
utiles à ceux qui ne sont pas encore
parfaitement instruits sur cette matière.
J'ai actuellement rempli, à peu près,
la tâche que je m'étois imposée. Un
auteur ne peut guère donner que des
préceptes généraux. La manière de
traiter chaque cas particulier est déter-
minée par la nature de ce cas, & par
le génie du chirurgien.

Tout le monde sait, ou doit savoir, qu'en général il faut dans les premiers temps, faire obferver un régime anti-phlogiftique très - exact ; que l'on ap-paife la douleur & que l'on procure de la tranquillité au malade par les ano-dyns ; qu'on prévient l'inflammation ou qu'on la diffipe par des faignées abon-dantes & répétées , par des laxatifs , & autres remèdes connus & propres à ces maladies. Dans ces premiers temps, on doit diriger le traitement de manière à prévenir le gonflement inflamma-toire, par le fecours des difcuffifs & autres topiques femblables , ou par les émolliens & relâchans , lorfque la tenfion & l'inflammation ont déja paru.

Si ces moyens réuffiffent , fuivant l'exigence particulière des circonftan-ces , il s'enfuit qu'il ne refte à traiter qu'une plaie fans complication , qui fuppure modérément, & qui ne caufe pas de grandes douleurs ; ou une plaie fuivie d'abord d'une inflammation con-fidérable , qui produit enfuite une abondante fuppuration, avec douleur & ftagnation du pus. Enfin, fi les fecours indiqués ci - deffus font inefficaces, quelquefois il s'enfuit la gangrène ou le fphacèle. Telle eft la triple manière dont fe terminent les fractures compliquées, & qui doit par conféquent déterminer différemment la conduite que le chirurgien doit tenir.

Dans le premier cas, il n'a rien autre chofe à faire que de calmer les accidens préfens & diffiper le mal qui eft fait, foit par la manière de panfer, ou en garantiffant le membre en lui donnant une pofition convenable. La nature remplira toute feule fon objet, & l'art confervera le membre dans fa bonne pofition : le chirurgien doit donc bien prendre garde de ne pas troubler les opérations de la nature par des panfemens peu méthodiques.

Dans le fecond cas, lorfque la fuppuration eft très-abondante, & que le pus ftagne & croupit renfermé, l'état du malade & celui de membre fracturé,

exigent toute la sagacité du chirurgien.
Il est quelquefois utile, fort souvent
très - nécessaire , d'agrandir la plaie
pour faciliter l'évacuation du pus : il
convient de faire des contre-ouvertures
pour la même raison, ou pour faire
ensuite l'extraction des esquilles ou
pièces d'os qui doivent s'exfolier (*a*).
En faisant ces incisions, on doit avoir
soin de ne pas les multiplier sans né-

---

(*a*) Quelques Praticiens se servent, par
timidité, craignant de faire une incision
nécessaire, des compresses expulsives pour
évacuer le pus qui est en stagnation. La
contre-ouverture ou une plus grande incision est toujours préférable , lorsqu'on peut
la faire sûrement & convenablement. Les
compresses expulsives agissent quelquefois
d'une manière tout-à fait contraire à l'intention dans laquelle on les applique, & contribuent à faire séjourner le pus & à le retenir. Outre cela, il faut, en s'en servant, &
pour rendre leur usage efficace, faire un degré
de compression plus grand que ne le permet
ordinairement l'état dans lequel est le membre dans ces circonstances.

ceſſité , & de ne les faire qu'en cau-
ſant le moins de douleur qu'il eſt poſſible. ce qui dépend de la manière
dont on opère. Il y a deux indications
très-oppoſées, qui exigent dans ces
deux états de la maladie toute l'attention du chirurgien.

Avant que le pus s'amaſſe, ſtagne &
devienne abondant, la tumeur, la dureté & l'inflammation, ſuivie de douleurs, d'irritation & de fièvre, exigent
qu'on multiplie les ſaignées, qu'on
tienne le ventre libre par des médicamens laxatifs, qu'on adminiſtre des
remèdes anti-phlogiſtiques & anodyns,
afin de relâcher les parties tendues &
enflammées. Lorſqu'une fois le pus eſt
formé, & qu'on lui a préparé une iſſue
libre, & que la douleur, la fièvre &
autres accidens ſymptomatiques de la
ſuppuration ſont calmés, on doit ceſſer
alors l'uſage & l'application de ces ſortes de remèdes qui deviennent inutiles.

Les ſaignées & les évacuations di-
minuent néceſſairement les forces du

malade ; les cataplafmes & les remèdes émolliens relâchent les parties tendues, font ceffer l'inflammation, &
procurent une bonne fuppuration. Mais
lorfqu'on a rempli ces indications, il
faut enfuite pourvoir aux forces & à
la fureté du malade ; ce qu'on ne peut
efpérer d'obtenir en continuant les
mêmes remèdes. Le malade a befoin
alors d'être refait & ranimé, autant
qu'il étoit néceffaire auparavant de
diminuer fes forces exceffives par les
évacuations. Il faut donc fubftituer aux
remèdes relâchans & émolliens des remèdes contraires, puifque la tumeur &
l'inflammation font diffipées. Un air pur
& frais ranimera les forces épuifées ; le
quinquina pris intérieurement fera de
la plus grande utilité : les topiques forti-
fians doivent abfolument remplacer les
cataplafmes émolliens & relâchans. (*a*)

---

(*a*) Il eft furprenant combien une efquille
retenue dans la plaie, & qui l'irrite, produit
une abondante fuppuration, qui dure fouvent

En un mot, si l'on doit, d'après des principes raisonnés, faire usage des cataplasmes dans le premier état de la maladie, l'on doit aussi, par ces mêmes principes, s'en abstenir dans le second temps. Il en est de même des remèdes évacuans & du régime antiphlogistique. La même raison qui nous a déterminés à nous en servir d'abord, nous prescrit d'en discontinuer l'usage dans la suite.

Souvent le malade périt ou reste estropié de l'un de ses membres, par le manque d'attention à suivre ces préceptes.

Tous les chirurgiens savent que, dans une fracture compliquée suivie

---

très-long-temps. C'est pourquoi, si la suppuration est abondante, & qu'il n'y ait ni sinus ni croupissement de pus, & que toutes les circonstances soient favorables, il faut examiner la plaie avec soin, afin de savoir si c'est ou si ce n'est pas une esquille ou fragment d'os retenu qui cause tout le désordre, & pour l'extraire convenablement en supposant que cela soit.

d'abondante suppuration & d'accidens, il arrive quelquefois, même après un traitement très-méthodique, que le pus est en si grande quantité, que le malade en est épuisé, & qu'après avoir beaucoup souffert, il est encore nécessaire de faire l'amputation pour lui sauver la vie (*a*). Je dis que cela arrive quelquefois, lors même qu'on a traité le malade suivant les meilleurs prin-

---

(*a*) Il y a sur les fractures compliquées une remarque à faire, que l'on ne regardera peut-être pas comme bien intéressante : c'est que je ne me ressouviens pas d'avoir jamais vu la fracture consolidée, toutes les fois qu'on a été obligé de faire l'amputation dans le cas de suppurations excessives. Lorsqu'on a jugé l'amputation nécessaire, à raison de l'épuisement du malade par des suppurations trop abondantes, je n'ai jamais vu la fracture consolidée, les bouts fracturés étoient absolument vacillans & désunis.

Cette observation de M. *Pott* confirme ce qui a été dit précédemment, que la consolidation ne peut se faire que dans une partie vivante & à l'aide des vaisseaux sanguins.

cipes ; mais je suis en même temps persuadé que souvent cela dépend du trop long usage des remèdes relâchans, du régime anti-phlogistique & d'une diète trop austère. C'est pourquoi je prends la liberté d'avertir les jeunes praticiens d'être exacts à observer l'état du pouls & le degré de force du malade, & d'examiner soigneusement la nature de la plaie & de la fracture. Lorsqu'ils s'appercevront que tous les symptômes fébriles sont très-diminués & tendent à leur fin, que la tumeur inflammatoire & la dureté sont dissipées, que le malade est foible, languissant & sans fièvre, que son pouls est petit, plutôt foible que dur & plein, que l'appétit commence à se perdre, que le malade a de la disposition à suer ou à avoir le dévoiement, & que tout cela arrive en conséquence d'une suppuration excessive du membre, qui a souffert auparavant une inflammation considérable, mais qui alors est plutôt mou, extenué, que dur & enflé; dans

ces cas, dis-je, il faut ranimer & restaurer le malade, donner de l'action
& de la vigueur au membre affoibli:
& je sais par expérience qu'alors on
réuſſit quelquefois contre toute eſpé-
rance. On aura au moins la ſatisfaction
d'avoir eſſayé les ſecours de l'art les
mieux indiqués; & ſi l'on eſt obligé
enfin de faire l'amputation, le malade
s'y ſoumettta avec beaucoup moins
de répugnance quand il aura éprouvé
l'inefficacité des meilleurs remèdes, &
plus aiſément que ſi on ne les eût pas
eſſayés.

J'ai dit qu'une fracture compliquée
pouvoit ſe réunir & ſe conſolider ſelon la première intention, pour parler
le langage de l'école. Il y a des circonſtances heureuſes où cela arrive
quelquefois, ou bien la fracture eſt
compliquée d'inflammation conſidérable, d'abcès multipliés, & d'abondante ſuppuration; ce qui demande
toute la prudence & le ſoin du chirurgien, quoique, malgré toutes ſes pei-

nes, la perte du membre ou la mort du malade s'ensuive. Enfin la gangrène & la mortification font quelquefois les fuites inévitables d'un pareil accident.

J'ai déja traité les deux premiers points, il me refte à parler du troifième.

La gangrène eft quelquefois l'effet de la léfion du membre dans l'inftant de la fracture, ou de la dilacération des parties par la fortie de l'os qui a paffé à travers les chairs.

Quelquefois auffi la gangrène eft l'effet d'un traitement négligé ou peu méthodique; des efforts ou de la violence qu'on a employés en faifant l'extenfion; de l'irritation des parties bleffées, par la préfence ou l'extraction forcée des efquilles ou fragmens d'os; des panfemens douloureux; de la mauvaife fituation du membre, & de la négligence à faire un nombre fuffifant de faignées, & par l'omiffion des remèdes anodyns, des évacuations, &c.

Toutes

Toutes ces caufes, ou quelques-unes feulement, fuffifent pour exciter une inflammation affez confidérable pour qu'elle dégénère en gangrène, ou pour que la gangrène foit la fuite néceffaire de l'inflammation.

Quand la gangrène furvient en conféquence de la léfion faite au membre dans l'inftant de la fracture, elle fe manifefte ordinairement très-promptement, & fes progrès font trop rapides pour que l'art puiffe les arrêter. C'eft pourquoi, lorfque la nature du mal eft telle que la gangrène & la mortification s'enfuivent fort promptement, il n'y a pas de temps à perdre, & on ne doit efpérer de guérir que par une prompte amputation. J'ai déja dit que la mort du malade, ou l'efpérance de le fauver, dépendoient d'un efpace de temps fort court. Si l'on temporife & que l'on diffère jufqu'à ce que la gangrène fe foit emparée du membre, l'opération deviendra inutile; & fi on la fait, elle accélérera la mort du malade. Si l'on attend un changement apparent dans la partie fracturée, c'est attendre jusqu'à ce que l'occasion favorable d'être utile au malade soit passée. La gangrène s'est déja emparée du tissu cellulaire qui enveloppe les nerfs & les vaisseaux sanguins, avant que de se manifester aux tégumens, & elle s'étend toujours beaucoup plus profondément & beaucoup plus haut dans la membrane graisseuse, tandis qu'elle paroît à peine à la peau. Enfin j'ai vu souvent faire l'amputation après le commencement & l'apparition de la gangrène; mais je n'ai jamais vu cette opération réussir; elle a toujours hâté la mort du malade.

C'est pourquoi, autant que l'expérience me permet de prononcer sur cette matière, je serois d'avis qu'on ne temporisât pas aussi long-temps en faisant tous ces essais, mais qu'on employât toutes les ressources de l'art à aider la nature pour séparer le mort du vif, lorfqu'on a négligé ou qu'on n'a pas faifi l'occafion favorable quand elle s'eft préfentée : méthode qui réuffit encore quelquefois, quoique affez rarement.

Si les parties font déchirées & muti-lées au point que la circulation ne puiffe plus s'y faire, ou fi la gangréne eft l'effet immédiat de cette léfion, la mort du malade eft la fuite ordinaire & très-prompte de l'omiffion ou du délai que l'on met à faire l'amputation, dans l'idée de vouloir conferver le membre. Mais fi la gangrène n'eft pas produite immédiatement par le défordre des parties léfées, & qu'elle foit au contraire l'effet d'une inflammation ex-ceffive, de la mauvaife conftitution du malade, de la fituation peu métho-dique du membre, &c. il eft quelque-fois au pouvoir de l'art de dompter ces accidens au point d'obtenir la fépara-tion des parties gangrénées d'avec celles qui ne le font pas. Les moyens propres à remplir cet objet doivent être variés fuivant es circonftances & les caufes.

On doit prescrire une diète austère à ceux qui sont d'un tempérament sanguin, de même qu'aux bilieux : il faut employer toutes les espèces de remèdes évacuans dans l'un & l'autre cas. Il faut au contraire fortifier & restaurer les malades d'une constitution foible & languissante : il convient aussi de corriger les fautes qu'on a commises dans le traitement de la plaie & de la fracture. En un mot, il faut varier les remèdes suivant les circonstances & la nature du mal, & l'on ne peut donner sur ce point que des règles générales.

L'inflammation exige qu'on fasse des saignées, & qu'on lâche le ventre par des médicamens laxatifs : les remèdes anti-phlogistiques ne doivent pas être oubliés. La douleur & l'irritation requièrent l'usage des anodyns, du quinquina, uni dans certaines circonstances avec les rafraîchissans, & d'autres fois avec les cordiaux. On fait cesser la tension & la dureté avec les cataplasmes émolliens & les fomentations

de même nature , & fur-tout en pan-
fant mollement & en fe fervant de
topiques adouciffans.

La plupart des auteurs qui ont écrit
fur la gangrène ont propofé l'ufage des
topiques anti - feptiques ftimulans, &
les fcarifications. Il eft effentiel d'obferver que je ne parle ici de ces deux
moyens curatoires , que comme pref-
crits & employés tandis que la gangrène fe forme & que les parties ne
font pas encore mortifiées , comme
quelques-uns l'ont confeillé. Lorfque
la tenfion inflammatoire fubfifte , l'indication principale paroît être de calmer la douleur, de relâcher les parties
tuméfiées , afin d'obtenir une fuppuration louable , & par conféquent la
féparation de celles qui font mortes.
Or , les médicamens chauds & irri-
tans , tels que la teinture de myrrhe ,
d'aloës & d'euphorbe , le mélange de
teinture de myrrhe avec le miel ægyp-
tiac , & autres efpèces de médicamens
femblables dont on a coutume de fe

servir très-souvent , sur-tout dans les fractures compliquées produites par armes à feu ; ces médicamens, dis-je , me paroissent absolument opposés à l'indication qu'il faut remplir , qui est d'établir une suppuration convenable. Je sais qu'on répond à cela qu'un topique stimulant aide la nature , & l'excite à séparer les parties mortifiées ; mais cela a d'abord été dit sans preuves suffisantes , & cette pratique a été ensuite continuée avec confiance , mais sans raison, comme il est aisé de s'en convaincre par l'expérience. Le préjugé où l'on étoit que les plaies d'armes à feu étoient venimeuses , & que la gangrène qui en est souvent la suite étoit produite par le feu , a donné lieu à cette pratique , qui n'a pu être que très - funeste à l'humanité. Une plaie faite par arme à feu , avec ou sans fracture , est une plaie contuse au plus haut degré , & avec dilacération ; & réciproquement une plaie contuse & dilacérée exige le même traitement

qu'une plaie d'arme à feu qui n'attaque
que les parties molles. L'indication,
dans l'un & l'aute cas, est d'appaiser
la douleur, l'irritation & l'inflammation, de relâcher les parties trop dures
& trop tendues, de faire cesser le gonflement, & de procurer par ce moyen
une louable suppuration, qui fera elle-
même la séparation des parties qui ne
doivent plus être unies avec celles qui
sont saines. Or les seules lumières de
la raison suffisent pour nous apprendre
si l'on peut espérer de remplir cet objet, en se servant de topiques chauds
& stimulans, qui crispent & durcissent
les chairs sur lesquelles on les applique.

Les scarifications ne m'ont jamais
paru devoir être utiles & réussir, lorsqu'on les fait dans le temps & de la
manière qu'on prescrit ordinairement
de les faire. Quand une partie est absolument gangrénée, des incisions suffisamment profondes évacueront une
certaine quantité de matière ichoreuse,
âcre & nuisible ; elles feront sortir

l'air qui eſt l'effet de la putréfaction ,
& par - là contribueront à ſoulager le
membre , & faciliteront l'application
des topiques convenables. Mais lorſque la gangrène n'eſt pas encore formée , & que les parties ſont dans le
plus haut degré d'inflammation , quel
avantage peut - on retirer de l'inciſion
ſuperficielle de la peau , faite avec une
lancette ? Aſſurément il n'en peut réſulter aucun bien pour le malade ,
& je n'ai jamais vu ces ſortes de mouchetures réuſſir , quoique je les aie vu
pratiquer très-ſouvent. Si la peau eſt
encore ſaine & ſenſible , la mouche-
ture ou inciſion ſuperficielle qu'on fera
à la ſurface cauſera de la douleur , &
augmentera l'inflammation. Au contraire , ſi la peau eſt entièrement gangrénée , ces mouchetures deviendront
inutiles , & ne pourront point faire
ſortir librement la ſanie & l'air élaſ-
tique contenus profondément dans les
cellules du tiſſu graiſſeux.

On peut conclure de tout ce que j'ai

dit ci-deſſus, qu'il y a trois temps ou trois états dans les fractures très compliquées où l'amputation eſt néceſſaire & convenable ; de ſorte que le ſuccès de cette opération conſiſte en grande partie à ſaiſir à propos ce temps précis & limité.

Le premier eſt immédiatement après l'accident, avant que l'inflammation ſe ſoit emparée du membre fracturé. Si l'on perd ce moment favorable, il en réſulte une gangrène ou une ſuppuration très - abondante. Si c'eſt la gangrène qui ſurvient, on doit différer l'amputation juſqu'à ce qu'il y ait une ſéparation parfaite & entière des parties mortifiées d'avec celles qui ſont ſaines. Au contraire, ſi la ſuppuration eſt abondante, & que les abcès ſe multiplient, on ne doit propoſer l'amputation que lorſqu'on eſt aſſuré qu'il n'eſt pas poſſible de guérir le malade autrement, & lorſqu'on eſt également certain qu'en ne faiſant pas l'amputation, les forces s'épuiſeront par une suppuration si abondante, que la mort s'ensuivra nécessairement. Dans ce cas, l'amputation réussit d'autant mieux, qu'elle est faite plus promptement. Dans le premier état, on doit faire cette opération avant que les symptômes de l'inflammation paroissent ; dans le second, on doit attendre la crise de cette inflammation ; & dans le troisième, on doit se déterminer d'après l'état du malade, comparé avec la nature de la fracture & l'abondance de la suppuration.

## Des Luxations en général.

Le même principe inculqué si souvent dans les pages précédentes sur l'extension ou le relâchement des muscles, c'est-à-dire sur leur état résistant ou non-résistant, & qui dépend de la position du membre ; ce principe, dis-je, peut être appliqué avec une égale certitude & un égal avantage aux luxations comme aux fractures. Sans cette considération, on ne peut avoir des idées

juftes & raifonnées fur la nature & le
traitement de ces deux maladies. En
effet, il eft abfolument néceffaire d'a-
voir une parfaite connoiffance de la
difpofition, de la force, des attaches
& des ufages des mufcles, au moins
de ceux des extrémités : & fi les jeunes
chirurgiens donnoient aux diffec-
tions anatomiques une attention fuffifante & réfléchie, s'ils difféquoient
eux-mêmes les mufcles, les tendons,
les vaiffeaux & les nerfs, s'ils exami-
noient avec foin la ftructure, la difpofition & les connexions des ligamens
& des autres parties qui fervent aux
articulations, enfin s'ils réfléchiffoient
fur les effets qui réfultent de l'action
des mufcles & des tendons par rapport
aux jointures, ils auroient des idées
beaucoup plus nettes & plus juftes fur
les luxations. Ils fauroient fe rendre
raifon de ce qu'ils font & ne s'en rap-
porteroient pas aveuglément à la bonne
foi des auteurs, qui fouvent n'ont fait
que fe copier les uns les autres. Ce que

les anciens ont écrit fur les luxations ,
& les machines qu'ils ont inventées
pour réduire les os luxés , nous prouvent clairement qu'ils fe propofoient
d'employer une force plus ou moins
confidérable , & que cette force produite par leurs machines ou inftrumens
devoit néceffairement agir avec violence. En effet, prefque toutes ces machines font plus propres à luxer les os
qu'à les réduire. Je ne prétends pas
dire pour cela que toutes foient également mauvaifes ou défectueufes ; je
dis feulement qu'il eft rare d'en trouver
d'affez bien inventées pour qu'elles
puiffent remplir exactement l'intention
pour laquelle on s'en fert , & cela de
la manière la moins douloureufe & la
plus convenable à la nature ou au mécanifme des parties fur lefquelles on
opère , ou pour l'exécuter aifément &
fans peine. Ces machines agiffent donc
principalement par violence , comme
je l'ai déja dit. Ce n'eft pas encore tout.
Quelques - uns de ces inftrumens ont

encore un autre défaut , qui peut en rendre l'usage très-dangereux : c'est que le chirurgien ne peut pas toujours graduer comme il veut la force ou la puissance de l'instrument , qui agit trop ou pas assez, suivant les différentes circonstances , & suivant qu'on s'en sert avec plus ou moins de précautions.

Je n'ignore pas qu'on a abandonné la plupart de ces machines , & qu'on en a perfectionné quelques - unes au point de les rendre utiles ; mais elles pèchent toujours par le même principe sur lequel on a construit toutes les autres. Elles n'agissent que par violence; elles fatiguent les malades , & leur causent souvent beaucoup de douleur , tandis qu'avec un peu de dextérité & avec une connoissance exacte de la structure des parties léfées & dérangées , on rempliroit le même objet fort aisément.

Dans les luxations comme dans les fractures , l'attention doit être dirigée entièrement sur les muscles qui appar-

tiennent à la partie malade. Ces mufcles font des puiffances motrices par
lefquelles les articulations , comme
toutes les autres parties mobiles , font
mifes en jeu. Tant que celles qui
doivent être mues font dans leur fituation naturelle, leur action fe fera régu-
lièrement , & reftera foumife à la volonté , du moins par rapport aux mouvemens volontaires. Mais quand ces
mêmes parties font dérangées & hors
de leur lieu naturel, l'action ou la
puiffance des mufcles ne ceffe pas pour
cela ; au contraire , elle continue &
augmente occafionnellement : mais,
au lieu de produire des mouvemens
réguliers & volontaires, les mufcles
déplacent les parties auxquelles ils s'attachent , lefquelles ne peuvent exécuter alors leurs fonctions propres &
naturelles.

C'eft de là que dépend effentielle-
ment la difficulté qu'on éprouve quand
on effaie de réduire une luxation. Les
os qui forment les articulations ou les

ligamens qui uniffent les os entr'eux,
n'oppoferoient en général qu'une foible
réfiftance & la réduction de l'os luxé
n'exigeroit qu'un degré de force bien
peu confidérable, s'il ne falloit vaincre
auparavant la force & l'action des
mufcles & des tendons de la même
partie : car fi nous examinons les join-
turés fur un cadavre, nous trouverons
que non feulement elles fe meuvent
toutes par le moyen des mufcles & des
tendons, & que, quoique les ligamens fervent réellement à unir & à
lier enfemble les os mobiles, puifque
les mouvemens ne fe feroient pas bien
fans ces ligamens, néanmoins, lorfque ces ligamens font privés de toutes
les connexions qu'ils ont avec les mufcles & les parties voifines, ils font alors
fi foibles, fi lâches & fi extenfibles,
qu'ils ne fervent guère qu'à unir foiblement les os & à retenir la fynovie.
La force & le mouvement des jointures
dépendent donc en grande partie des
mufcles & des tendons, qui fortifient

& recouvrent les jointures & les ligamens : ce qui a lieu dans les articulations qui permetrent un grand mouvement , comme dans celles où le mouvement fe fait très-promptement. De
là il fuit que comme la figure , la mobilité , l'action & la force des articulations principales dépendent beaucoup
plus des mufcles & des tendons , que
des fimples ligamens , nous devons
diriger toute notre attention vers les
mufcles , puifque ce font eux qui s'oppofent néceffairement à tous les efforts
que nous faifons pour réduire une luxation. Il faut éluder ou vaincre la réfiftance qu'ils oppofent : expreffion qui
préfente un fens bien différent , dont
chaque praticien doit bien connoître
la valeur.

Ces réflexions nous conduifent à des
principes certains & très-utiles , dont
ôn ne peut acquérir la connoiffance fur
le fquelette artificiel. Je veux parler
des ligamens internes & externes , des

cartilages fixes & mobiles , & des organes qui fourniffent la fynovie.

Ce que je dis paroîtra peut-être trop fimple & trop fenfible à ceux qui connoiffent bien cette matière , pour qu'il n'eût pas été néceffaire d'en faire mention , tandis que ces connoiffances manquent à ceux qui ne font pas fuffifamment verfés dans la pratique de l'anatomie ; & je fuis convaincu que la plupart des praticiens n'ont pas d'idées nettes des articulations , & qu'ils n'en connoiffent que ce qu'ils ont pu en apprendre en regardant un fquelette , ou quelques os deffléchés : connoiffance qui eft toujours très-imparfaite.

Je n'ai actuellement ni le loifir ni le defir de traiter cette matière à fond & dans tous les détails néceffaires : de plus, je crains bien fort d'avoir pouffé à bout la patience du lecteur ; c'eft pourquoi je ne le fatiguerai pas plus long-temps. Je vais feulement donner quelques principes fondamentaux relatifs aux luxations en général , tirés de la structure des parties qui sont affectées dans cette maladie, & qui peuvent être appliqués presque invariablement à chaque luxation en particulier.

### I.

Quoiqu'un os ait été luxé par une violence considérable, il ne s'ensuit pas pour cela qu'on doive employer un même degré de force pour réduire cette luxation.

### I I.

Dans une luxation, l'os ou au moins un des os qui composent l'articulation, est retenu dans une situation contre nature par l'action des muscles voisins : cette action musculaire devient en quelque manière tonique par l'immobilité de l'articulation, & n'est plus soumise à l'empire de la volonté.

### I I I.

Les ligamens capsulaires de quelques-unes des articulations qui permettent un grand mouvement, font foibles, extenfibles & conftamment humides; c'eft pour cela qu'ils peuvent fouffrir une violence confidérable fans être déchirés, quoique cette rupture fe faffe quelquefois.

## I V.

S'il y a rupture des ligamens capfulaires, ce qui arrive affez rarement, cela ne forme pas un cas très-grave. Cette rupture n'empêche pas la réduction, lorfqu'on effaie de la faire à temps & convenablement, & la maladie n'en eft pas beaucoup plus fâcheufe (*a*).

---

(*a*) Dans la luxation du tibia avec fracture du péroné, les ligamens forts, non élaftiques & tendineux, qui lient l'extrémité du tibia avec l'aftragal & le calcaneum, font fouvent rompus; mais comme ils reprennent prefque toujours leurs forces & leur état naturel par un traitement méthodique, on a tout lieu de croire que des ligamens plus foibles & plus

## V.

En ſuppoſant même que cet accident arrive fréquemment , comme il eſt impoſſible de ſavoir bien certainement

---

ſuſceptibles d'extenſion reprendront tout auſſi bien. Le ſeul accident qui , ſelon toute apparence , peut réſulter de la rupture de ces ligamens , eſt l'effuſion de la ſynovie , dont je crois avoir vu un exemple à la jointure du pied dans une perſonne d'un mauvais tempérament. Il ne me paroît pas que la rupture de la capſule qui unit l'os du bras avec l'omoplate , puiſſe être un obſtacle fréquent à la réduction du bras ; car depuis plus de vingt ans que je prends ſoin des malades de l'Hôpital, je n'ai jamais vu une ſeule luxation dont la réduction ait été impraticable lorſque j'ai eſſayé de la faire à temps. Il ſeroit en effet bien extraordinaire que je n'euſſe jamais rencontré cette eſpèce d'accident, ou qu'il eût échappé auſſi à l'attention des chirurgiens qui pratiquent ſous ma direction. Mais ſuppoſé que cela ſoit arrivé quelquefois , je puis aſſurer que je ne me reſſouviens pas qu'en pareil cas aucun des chirurgiens du même hôpital ait trouvé de l'impoſſibilité à réduire la luxation.

s'il y a ou s'il n'y a pas rupture, & dans quel endroit des ligamens elle exiſte, on ne peut, d'après une ſimple ſuppoſition, établir une règle de conduite particulière ; & une conjecture ne doit pas nous faire déroger aux préceptes reçus & généraux, lorſque rien ne nous détermine à croire qu'il y a rupture des ligamens. Cependant s'il y avoit des ſignes certains qui indiquaſſent le lieu & l'exiſtence de cette rupture, on pourroit en tirer des avantages très-réels.

## V I.

Toute la force que l'on emploie pour réduire un os luxé doit toujours être appliquée à l'extrémité inférieure de cet os, & à ce ſeul os autant qu'il eſt poſſible, ſoit que cette force ſoit grande ou petite, ſoit qu'on ſe ſerve des mains, des lacs ou des machines.

Dans toute jointure ſuſceptible de luxation, la même circonſtance qui expoſe l'os à être déplacé ſert conſidérablement auſſi à ſa réduction. Je veux

parler de l'alongement & de l'extenfion des ligamens , & de la faculté
qu'ils ont de céder & de prêter quand
on étend le membre.

Voilà la raifon la plus forte que l'on
puiffe donner pour qu'on applique à
l'os luxé , & non pas à celui qui eft au
deffous toute la force qu'on emploie
pour réduire une luxation. Les ligamens de l'os luxé cédant & s'alon-
geant peu à peu , la réduction s'accom-
plit aifément. Ceux qui appartiennent
à l'articulation fuivante , & qui eft
faine , cèdent auffi , & toute la force
qui eft appliquée à l'os contigu fe
perd néceffairement dans l'articulation
qui n'a pas fouffert , & par conféquent
devient prefque inutile.

Appliquons ce principe à la luxation
de l'*humerus* , & nous reconnoîtrons
pourquoi l'ambi dans lequel toute l'extrémité fupérieure eft liée, attachée &
foumife à l'extenfion que fait cette machine , eft défectueux , & peut même
être pernicieux. Ce même principe

nous fait voir encore pourquoi les machines conſtruites ſelon les mêmes vues générales, mais dans leſquelles l'avant-bras n'eſt pas attaché, rempliſſent leur objet avec très-peu de force; pourquoi la méthode vulgaire de réduire cette luxation, méthode qui réuſſit ſouvent, & dans laquelle l'opérateur appuie ſon talon ſous l'aiſſelle du malade ſitué horizontalement, eſt quelquefois ſans ſuccès, le chirurgien n'étant pas aidé ni ſecouru convenablement, & ſe contentant de tirer ſeulement à ſoi le poignet du malade; pourquoi, dans la luxation de la cuiſſe, la force de cinq ou ſix perſonnes, partagée entre le genou & les chevilles, eſt inſuffiſante, tandis que quatre ou même trois perſonnes ſuffiſent pour réduire cette luxation, ſi elles tirent ſeulement le genou & le fémur, comme je l'ai ſouvent éprouvé.

On pourroit faire encore d'autres applications du même principe; mais celles-ci ſuffiſent pour ceux qui ſaifiſſent bien le précepte, & qui en ſentent toute la force.

## V I I.

Dans la réduction des os qui ſe terminent par une tête reçue dans une cavité, comme dans l'articulation du bras avec l'omoplate, dans celle de la cuiſſe avec la cavité cotyloïde, tout le corps du malade ſera retenu ferme & immobile autant qu'il ſera poſſible, pour les mêmes raiſons alléguées ci-deſſus.

## V I I I.

Pour employer avec le plus grand avantage une force extenſive, & pour exciter par-là le moins de douleur & d'inconvénient, il eſt néceſſaire que toutes les parties qui ſervent au mouvement de l'os luxé, ou qui y ſont contiguës, ſoient diſpoſées de manière à réſiſter le moins qu'il eſt poſſible.

Voilà le premier & le grand principe que tout chirurgien doit ſuivre dans

dans la réduction des luxations. Ce
principe nous fait voir pourquoi il eſt
abſolument néceſſaire d'avoir une con-
noiſſance exacte de tous les muſcles &
des tendons qui font mouvoir les articulations ou qui les avoiſinent, lorſque l'on veut agir ſcientifiquement, &
que l'on deſire ſincérement de ſoulager
l'humanité. Il nous apprend encore
que la ſimple ſituation du membre qui
eſt au-deſſous de l'os luxé, relâche
ou diſtend les parties qui ont quelque
connexion avec la jointure diſloquée,
& par conſéquent que cette ſituation
fait elle ſeule la moitié de la réduction. Ce même principe nous fait voir
pourquoi l'*humerus* luxé ſe réduit pour
ainſi dire de lui-même, en changeant
ſeulement la poſition du bras, lorſqu'on a fait auparavant & ſans ſuccès
de violens efforts pour réduire l'os ;
pourquoi il eſt impoſſible de réduire
l'*humerus* luxé, en faiſant étendre le
bras & l'avant-bras horizontalement,
de manière que l'extrémité ſupérieure

G

 *Des Fractures.*

fasse un angle droit avec le tronc;
pourquoi l'on réussit très-souvent à
réduire l'*humerus*, en appuyant le talon sur le creux de l'aisselle, quoique
cette méthode ait deux inconvéniens
très-réels, savoir, qu'une partie de
la force se perd dans le coude, &
qu'une des têtes du biceps éprouve
une forte tension; pourquoi il est pernicieux & absurde de lier & d'attacher
l'avant-bras dans l'ambi ordinaire, &
cela pour les mêmes raisons; pourquoi l'avant-bras doit toujours être
plié, quelle que soit la méthode qu'on
emploie; parce que la longue tête du biceps offre une résistance considérable
quand l'avant-bras est dans l'extension; pourquoi, dans la luxation de
*l'humerus* en devant, la tête de l'os
étant située sous le grand pectoral, la
réduction devient très-difficile, lorsqu'on fait étendre le bras & qu'on le
porte en arrière, ce qui distend & tiraille ce muscle; & pourquoi au contraire la réduction se fait aisément en

portant le bras en devant, situation
qui relâche le muscle grand pectoral ;
pourquoi, dans la luxation du coude,
on doit toujours faire plier l'avant-
bras pour faire la réduction ; pourquoi, dans la luxation du pied, en
conséquence d'une fracture du péroné,
il est toujours fort difficile & quelquefois impossible de réduire la luxation, ou de la maintenir réduite lorfqu'on met la jambe dans l'extenfion ;
& pourquoi la flexion de la jambe
aide puissamment à faire la réduction,
& à maintenir l'os réduit ; pourquoi,
dans la luxation de la cuisse, quel
que soit le procédé que l'on suive pour
faire la réduction, la position droite
de la jambe & de la cuisse augmente
toujours la difficulté dans la réduction ;
& pourquoi, en laissant fléchir la jambe
& la cuisse, ce qui diminue les douleurs du malade, cette situation est
la plus favorable pour réduire l'os.
La position la meilleure est & doit
être en effet celle dans laquelle les

muscles les plus difposés à réfifter, font mis dans le plus grand relâchement poffible (*a*).

## I X.

Dans la réduction des os qui fe terminent par une tête reçue dans une cavité, on ne doit effayer de replacer la tête de l'os, que lorfqu'elle eft fortie par l'extenfion du lieu qu'elle occupe, & lorfqu'elle eft prefque déja de niveau avec la cavité.

---

(*a*) Dans les effais que l'on fait pour réduire la luxation de la cuiffe, il y a une circonftance qui rend tous les efforts inutiles, lorfqu'on la néglige.

Il eft ordinaire & même néceffaire de placer & d'attacher le malade fur une table ou fur un lit, afin de rendre le tronc ferme & ftable. Le bandage ou le lacs qui lie le malade eft fixé dans l'aine, un chef paffe fur le ventre, & l'autre fous la feffe, pour être enfuite attaché à quelque chofe d'immobile. Si ce bandage eft placé, comme je l'ai vu, dans l'aine du côté de la luxation, il nuira à la réduction, bien loin de la faciliter,

Ce précepte nous fait découvrir un autre défaut dans l'ambi ordinaire, & pourquoi l'espèce d'ambi que M. *Freke* a appellé son commandeur, est le meilleur de tous les instrumens de ce genre, parce que c'est un levier joint à un extenseur dont on peut se servir pour le bras, qui n'exige qu'une très-petite extension, & qui peut cependant en faire une très-grande. De plus, cette machine est graduée, & obéit par conséquent à la volonté du chirurgien. Cela nous fait voir encore pourquoi l'ancienne méthode de réduire les luxations avec l'échelle, ou la porte, produit quelquefois une fracture du col de *l'humerus*, comme je l'ai vu arriver.

Pourquoi, lorsqu'on n'a pas fait une extension suffisante, la serviette dont le chirurgien se sert, & qui est passée sous l'aisselle du malade, est plus nuisible qu'utile, en poussant la tête de *l'humerus* sous le col de l'omoplate, au lieu de la diriger dans sa cavité:

Pourquoi un rouleau de bois paſſé ſous l'aiſſelle produit le même effet.

Pourquoi la méthode ordinaire d'a-baiſſer & de plier l'os du bras avant d'avoir fait une extenſion ſuffiſante, empêche la réduction en pouſſant la tête de l'os ſous l'omoplate, tandis qu'en continuant l'extenſion pendant une minute de plus, on ſeroit parvenu à replacer l'os dans ſon lieu naturel.

Je ſais qu'on a coutume de dire qu'une ſimple extenſion tire & fait ſortir la tête de l'os hors de la cavité de l'aiſſelle dans laquelle elle étoit logée, ſans la replacer dans la cavité glénoïde de l'omoplate.

Je réponds à cela, que quand la tête de l'*humerus* eſt tirée hors de l'aiſſelle, & miſe de niveau avec la cavité de l'omoplate, il eſt très-inutile de con-tinuer & d'augmenter l'extenſion, qui empêcheroit l'*humerus* de rentrer dans ſa cavité. Tout ce que le chirurgien doit faire, c'eſt de conduire la tête juſqu'au point de la mettre de niveau avec sa cavité correspondante ; les muscles qui s'attachent à l'*humerus* feront le reste, soit que le chirurgien le veuille ou ne le veuille pas.

En effet, examinez tous les moyens rationnels & toutes les méthodes de réduire la luxation de l'*humerus*, vous trouverez qu'ils agissent d'après ce principe, quoique cela paroisse autrement à ceux qui n'y ont pas réfléchi. L'ambi ordinaire réussit même par le moyen de l'extension qu'il opère en abaissant le bras, & non pas par son levier. Cette partie de la machine, bien loin d'aider à la réduction, y met souvent un obstacle considérable, & s'oppose quelquefois à l'intention du chirurgien, en poussant la tête de l'*humerus* contre l'omoplate, avant qu'elle soit suffisamment dégagée & sortie de la cavité de l'aisselle.

S'il étoit nécessaire d'appuyer & de confirmer cette doctrine, je dirois que la supposition de la rupture de la capfule étant une circonftance qui arrive fouvent dans cette luxation, & qui met obftacle à fa réduction, c'eft un motif puiffant qui doit nous engager toujours à faire de femblables exten- fions, puifqu'il eft très-vraifemblable que la tête de l'os retournera par la même rupture dans la capfule, lorfque cette capfule eft modérément élargie, beaucoup plus aifément que lorfqu'elle fe ride ou fe replie. Il eft poffible que la capfule qui enveloppe la tête de l'*humerus* fe rompe dans une luxa- tion produite par un effort violent; mais, autant qu'on peut le préfumer; ce cas eft très-rare, & certainement cette rupture doit être un obftacle à la réduction de l'os. [9].

## X.

Le dernier principe que j'expoferai, & que je voudrois pouvoir inculquer fortement, eft que l'on doit toujours employer par degré la quantité de force que l'on juge être néceſſaire pour réduire une luxation ; qu'il ne faut d'abord employer qu'une force très-petite, que l'on peut augmenter enſuite peu à peu.

Quiconque réfléchira ſur ce qu'on ſe propoſe en faiſant l'extenſion, & quiconque connoîtra quelles ſont les parties qui font la réſiſtance, & quels ſont les moyens les plus propres à la vaincre, n'aura pas beſoin de fortes preuves pour acquieſcer à ce principe; car les avantages qui réſultent de l'omiſſion ou de l'obſervation de ce précepte ſont très-ſenſibles.

Ceux qui n'en ont pas l'expérience, ne croiront pas qu'on puiſſe porter à un degré d'extenſion conſidérable des parties que l'on diſtend, & que l'on fait prêter peu à peu, ſans cependant les rompre ou les violenter, puiſqu'une grande force qui agit ſubitement, peut cauſer des accidens très-fâcheux.

Je ſais que l'on a loué & recommandé la force de percuſſion, *vis percuſſionis,* comme ayant réuffi dans quelques luxations difficiles ; mais j'en ai vu réfulter des accidens fi funeftes, que je ne puis l'adopter & me déclarer en fa faveur. L'extenfion des membranes, des mufcles & des ligamens leur permet de s'alonger & de prêter beaucoup fans fe rompre, fi cette force agit par degré, & fi l'on donne à ces parties le temps de céder & de s'alonger : mais une force extrême, appliquée & mife en œuvre fubitement, peut caufer des accidens très-fâcheux dans les luxations, comme dans toute autre circonftance relative à la chirurgie.

**F I N.**

# LETTRE
# DE M. SHARP
# A M. PARSONS.

## MONSIEUR,

Comme la méthode suivante de traiter les fractures de la jambe me paroît préférable à toutes les autres méthodes connues, par les succès que j'en ai obtenus pendant plusieurs années, & comme elle peut diminuer plusieurs des inconvéniens qui résultent de ces fractures, je prends la liberté de vous la communiquer, pour savoir ce que vous en pensez. Si vous croyez qu'elle mérite d'être rendue publique, je serai fort aise d'en faire part à la Société royale.

L'instrument que je propose fut employé pour la première fois avec le plus grand succès, pour une fracture oblique du tibia, dont on n'avoit pu retenir les pièces en place par la méthode ordinaire ; & il fut ensuite appliqué tout auffi heureufement pour une luxation du pied, avec fracture au *péroné*. Dans ce dernier cas, il eft fouvent difficile de réduire la luxation, même en faifant une forte extenfion ; & il eft plus difficile encore de faire garder aux os racturés leur fituation naturelle, quand on met le membre dans une pofition horizontale.

Mais ces difficultés difparoiffent entièrement, par les moyens que je vais décrire.

Les fuccès que j'ai obtenus dans les deux cas ci-deffus mentionnés, m'ont engagé à effayer la même méthode dans différentes fractures de la jambe, tant fimples que compliquées, & j'ai trouvé qu'elle avoit toujours répondu à mon attente. Il y a déja quelque temps que j'ai fait connoître cette méthode de

traiter les fractures à plusieurs chirurgiens, aussi bien qu'à vous-même, &
j'ai eu occasion de l'employer plusieurs
fois conjointement avec d'autres chirurgiens, qui en ont été fort satis-
faits. Quelques - uns d'entre eux l'ont
adoptée ; de sorte que j'ai tout lieu de
croire qu'elle seroit devenue d'un usage
plus général, si les attelles qui ont été
vendues jusqu'à présent eussent été fa-
briquées conformément à leur modèle.
Mais l'ouvrier que j'ai employé en a
fait & vendu plusieurs, qui diffèrent
des miennes dans quelques points essen-
tiels. C'est pourquoi j'ai cru qu'il étoit
nécessaire de vous envoyer une description exacte de ces attelles, conformément à ce que l'expérience m'a appris,
pour qu'elles aient tout le succès possible.

Je suis, avec une parfaite estime,

MONSIEUR,

Votre très-humble et très-<br>
obéissant serviteur.<br>
GUILLAUME SHARP.

# DESCRIPTION

## DE

## NOUVELLES ATTELLES

*Pour le Traitement des Fractures de la jambe, et dont on recommande l'usage en place de l'appareil ordinaire.*

(Voyez les Figures.)

LES figures ont été tirées sur une échelle de trois pouces pour un pied, & représentent deux attelles de carton faites avec la colle forte, & qui doivent être attachées sur la jambe fracturée, avec trois courroies qui environnent le tout.

Ces attelles font proportionnées à la jambe d'un homme de moyenne grandeur. Néanmoins il est utile d'en avoir de deux autres grandeurs, l'une d'environ vingt-deux pouces de long, & l'autre de seize pouces.

*Figure première.* **A** repréſente une attelle de deſſous d'une forme irrégu‑ lière, mais proportionnée à la partie de la jambe qu'elle doit couvrir ; elle eſt un peu convexe extérieurement, & concave intérieurement. Sa longueur eſt de dix-huit pouces depuis (*a*) juſ‑ qu'à (*b*) ; ſa largeur eſt de deux pouces trois quarts vers la courroie qui eſt près du genou, & de deux pouces & un quart vers les deux autres courroies.

*B B B* repréſentent trois bandes de cuir de quinze à vingt pouces de long, & d'un pouce de large, ayant deux rangées de trous diſpoſés de manière que chaque trou de chaque rangée répond à l'eſpace qui ſépare les trous de la rangée du côté oppoſé. Ces trois bandes de cuir doivent être couſues ſolidement au milieu & au côté externe de l'attelle de deſſous. Leurs portions (*d d d*) doivent être plus courtes ſur la partie antérieure de l'attelle, que les bouts (*e e e*) de la partie poſtérieure, lesquels doivent entourer la partie la plus charnue de la jambe.

*C* est la partie qui doit soutenir le pied depuis sa pointe (*a*) , jusqu'au talon (*c*) : cette partie a cinq pouces de long , dans un angle de soixante degrés.

*D* est la courroie du pied , longue de douze pouces , cousue à l'extrémité de l'attelle de dessous , à deux pouces de la pointe de cette attelle , pour passer sous le talon à travers une ganse de cuir , & qu'on attache ensuite à l'attelle de dessus au dernier bouton.

*E* , trou ovale & irrégulier , long de deux pouces , & large d'environ un pouce dans sa partie inférieure , mais moins large supérieurement. Ce trou est destiné à recevoir la malléole externe , ou l'extrémité inférieure du *péroné*.

*Figure II.* Elle représente la jambe élevée , pour faire voir la situation de l'attelle de dessous , lorsqu'elle est placée convenablement.

*Figure III.* Elle repréſente une jambe fracturée, entourée de deux attelles, conformément à la méthode que je vais recommander. Le pied eſt garni d'un chauſſon & d'un ſoulier. Les traits obſcurs qui ſe voient dans cette figure & dans la ſeconde, indiquent la partie dès attelles qui eſt enfermée dans le ſoulier.

*Figure IV.* *A* eſt l'attelle de deſſus; *BBB*, les boutons ; *C*, la ganſe de cuir qui reçoit la courroie du pied.

*Figure V.* Elle repréſente un bandage à pluſieurs chefs, fait de bandes de toile de Ruſſie, dont la longueur augmente réguliérement depuis douze ou quatorze pouces juſqu'à dix-huit ou vingt, ſuivant la groſſeur de la jambe. Chaque chef a deux pouces de large, & eſt diſpoſé de manière qu'il couvre de l'étendue d'un pouce, ou, ce qui eſt la même choſe, la moitié de la largeur du chef qui eſt deſſous. Une bande longue de dix ou douze pouces, & tranſverſale, eſt couſue à la partie poſtérieure de tous ces chefs, & les unit ensemble par le milieu : ce qui fait un bandage auffi ferme & folide que le bandage roulé, & dont on peut fe fervir fans déranger la jambe. La partie la plus courte de ce bandage doit être placée près le talon. Comme on peut augmenter ou diminuer le nombre des chefs fuivant l'étendue du membre, j'appelle ce bandage, *bandage à plufieurs chefs*, laiffant à déterminer le nombre précis des chefs fuivant la nature des circonftances.

On s'en fert à l'Hôpital de Saint-Barthelemi depuis plufieurs années, en place du bandage à dix-huit chefs ordinaire. Néanmoins, comme il n'eft pas connu de tout le monde, je crois que la defcription que je viens d'en donner ne fera pas inutile.

Les trois grandeurs différentes des attelles ci-deffus mentionnées fuffifent ordinairement : on peut au moins s'en fervir pour un adulte, en attendant qu'on en ait préparé d'autres.

Les jambes des enfans étant plus rondes & moins charnues, peuvent être enveloppées à-peu près de même avec des attelles ordinaires de bois, convenablement garnies de compresses, comme on le pratique actuellement à l'Hôpital de Saint-Barthelemi, pourvu que ces attelles soient assez longues pour affermir & garantir l'articulation supérieure & inférieure des os fracturés.

Lorsqu'un chirurgien est appelé pour réduire une fracture de la jambe dans le lieu même où l'accident est arrivé, il doit faire coucher le malade sur le côté blessé & sur une surface plane, approcher le genou de la jambe fracturée vers le bas ventre, & faire fléchir en même temps la jambe de manière que les muscles extenseurs du pied, qui sont très-forts, soient dans le relâchement. Alors il aura beaucoup de facilité à réduire les os fracturés dans leur situation naturelle, sans être obligé de faire de fortes extensions, qu'on a coutume de pratiquer, & qui font fatigantes pour le chirurgien, douloureuses pour le malade, & propres à déterminer de la tension, des spasmes & de l'inflammation sur les muscles tiraillés.

Lorsque la fracture est réduite, ce qui arrive quelquefois sans qu'on soit obligé d'ôter le bas ou le soulier, il faut appliquer une attelle de dessous, de la grandeur la plus convenable, sur le *péroné*, ou au côté externe de la jambe; & si elle ne s'applique pas exactement, il faut la garnir de compresses, de flanelles épaisses, d'étoupes ou de laine cardée, autant qu'on le jugera nécessaire.

Cette situation sur le côté, la jambe étant fléchie, est bien plus douce, moins gênante & plus naturelle. Elle donne au malade la facilité de se soulager lui-même, & de se faire retourner ou changer de place sans risque; elle empêche que le pied & les orteils ne soient fatigués par le poids des couvertures , & rend inutile la boîte dans laquelle on met les jambes fracturées, de même que le cerceau dont on les couvre.

Si la fracture est compliquée, la plaie guérit ordinairement selon la première intention, parce qu'on prévient l'irritation qui y met obstacle. Je pourrois en citer plusieurs exemples. Ajoutez à cela qu'on peut lever la jambe avec l'appareil dont elle est garnie, & qu'on peut faire mouvoir le genou aussi souvent qu'il est nécessaire pour prévenir la rigidité, qui est ordinairement la suite de ces sortes de blessures, & qui est suivie de beaucoup de douleurs & d'incommodités, même long-temps après la guérison de la fracture. On peut encore lever souvent le malade, & le tirer hors de son lit sans danger & sans craindre de lui faire de mal, s'il n'est pas trop lourd.

L'attelle de dessous fournit à la jambe un appui ferme & solide, en manière

de couffin, pendant que l'on panfe le
côté interne de la jambe, dans le cas
d'une fracture compliquée. On peut
encore faire appuyer la main fermement
fur l'attelle de deffus, & mettre la jambe
dans une pofition convenable, lorfqu'il
s'agit de panfer un ulcère fitué dans la
région du *péroné*, ou à la face externe
de la jambe, qui fe trouve en deffous,
dans la fituation que je recommande.

Je n'ôte pas toujours le foulier & le
chauffon, tant parce qu'ils fervent à
entretenir la tranfpiration de la partie,
que parce que le foulier affermit le
membre par les connexions qu'il a avec
la partie inférieure de l'appareil.

Il faut auffi que l'attelle de deffus
foit appliquée au côté interne de la
jambe, de forte qu'elle couvre le *tibia*
dans prefque toute fa longueur. Les
courroies doivent être fuffifamment
ferrées pour affermir le tout. Cela fait,
le malade peut aifément être tranfporté
dans une chaife ( dont le couffin feroit
affez élevé pour que la jambe qui pend

en bas n'appuyât cependant pas sur le
fond de la chaise) ou dans un carrosse,
la jambe étant soutenue par les mains,
d'un chirurgien, de manière qu'elle
cède uniformément aux mouvemens
de la voiture ; car il importe peu que
le corps du malade soit secoué, pourvu
que les pointes des os fracturés ne se
meuvent pas les unes contre les autres.

J'ai conduit de cette manière plusieurs malades, depuis le lieu de leur
accident, sur le pavé de Londres, jusqu'à leur logis, à de grandes distances,
sans que les mouvemens auxquels ils
ont été exposés aient produit aucun
inconvénient, même dans le cas des
fractures compliquées.

Lorsque le blessé est arrivé chez lui,
& qu'il est placé dans son lit, sur lequel
on a étendu un matelas, il faut ôter
ses bas, & appliquer les remèdes convenables, le bandage à plusieurs chefs
& les attelles ci-dessus décrites, obser-
vant de mettre le membre dans la situation que j'ai indiquée, c'est-à-dire que

le malade foit couché fur le côté de la fracture, la jambe fléchie, & la cuiſſe un peu approchée du tronc ; au lieu de faire coucher le malade fur le dos, & de fituer la jambe fracturée horizontalement.

On fait à deſſein les attelles étroites, pour pouvoir examiner les parties affectées, de peur qu'une preſſion trop forte n'occaſionnât de la douleur. Mais ſi l'on objecte qu'elles ne ſont pas aſſez larges pour entourer une jambe un peu groſſe, on peut remédier à ce léger inconvénient, en mettant un attelle de carton ou de bois mince entre les deux autres attelles, ſur la partie intérieure de la jambe, ſi on le juge néceſſaire. Les courroies dont l'appareil eſt garni ſuffiſent pour affermir le tout (*a*).

J'ai fait moi-même ces premières attelles avec de fort carton, garni de plaques de fer rivées à l'attelle ; ce qui

---

(*a*) Quelques perſonnes ont propoſé, comme une perfection, de mettre un bouton

réuſſit

réuffit fort bien. J'ai employé diverfes matières à leur conftruction, telles que du cuir épais, durci avec de la colle forte (*a*). J'ai effayé auffi d'en faire une avec du bois & des lames de cuivre. Des attelles de cette efpèce fuffifent, fi d'ailleurs elles font bien faites : cependant je leur préfère toujours le carton,

---

ou petit clou rivé, femblable à celui qui eft à l'attelle de deffus, fixé fur une plaque de fer près l'un des bouts de la courroie du milieu, au lieu de fixer cette courroie à l'attelle de deffous, afin de pouvoir appliquer ou ne pas appliquer cette courroie du milieu, fuivant qu'on juge qu'il eft utile ou inutile de l'appliquer. Cependant je penfe qu'il eft néceffaire que cette courroie du milieu foit fixée & attachée comme on le voit dans la figure, afin d'empêcher les deux attelles de s'approcher ou de s'éloigner l'une de l'autre, fi quelqu'une des courroies devient trop lâche. J'approuve pourtant très-fort qu'on ajoute une nouvelle courroie, lorfqu'il eft néceffaire de faire une forte compreffion.

(*a*) Vers l'année 1748, M. Holmes, qui fait les inftrumens pour l'Hôpital de Saint-Bar-

lorfqu'il eft fort , jufqu'à ce que je trouve un ouvrier qui puiffe les bien faire avec des matières plus dures.

J'ai obfervé que la fituation que je recommande pour les fractures de la jambe-étoit également utile pour les fractures de la cuiffe , & cela par la même raifon. Dans ce dernier cas , les attelles ordinaires de bois font auffi bonnes que les autres , pourvu qu'elles foient affez longues pour affermir & contenir les extrémités des os fracturés.

Je me fuis fervi jufqu'à préfent des termes d'*attelles de deffus* & d'*attelles de deffous* , afin de me faire mieux en-

thélemi , fit fous ma direction quelques attelles de cette forme & grandeur, avec de forts cuirs durcis avec de la colle forte. Mais la dépenfe extraordinaire, & la difficulté de s'en procurer une fuffifante quantité, m'ont engagé à continuer de me fervir d'attelles de carton préparé avec la colle forte, & j'ai trouvé dans ma pratique, & par une longue expérience, que ces attelles rempliffoient parfaitement bien leur objet.

tendre, quoique peut-être les termes
d'*attelles tibiale* & *péronière* les diftin-
gueroient mieux, & donneroient une
idée plus nette de leur application ; la
première devant couvrir la plus grande
partie du *tibia*, & la feconde devant
procurer un appui folide au *péroné*.


## FIN.

# NOTES.

[1] *page* 29. S'il y a une plaie, on la pansera selon les règles de l'art. S'il n'y en a point, le meilleur topique est un mélange d'eau salée & d'eau de vie, dont on humecte l'appareil. Les ciroënes, les cérats & les emplâtres font nuisibles, ou au moins très-inutiles.

[2] *page* 46. On a cru que c'étoit par l'interposition d'un suc gélatineux qui s'épaississoit peu-à-peu, et qui s'ossifioit ensuite, que s'opéroit la consolidation d'une fracture. On a dit qu'il suintoit, des deux bouts d'un os fracturé, une matière concrète, inorganique, qui se changeoit en os. M. Bonn, professeur d'anatomie & de chirurgie dans le collége d'Amsterdam, pense au contraire qu'une chair vive, rouge & grenue, se fait d'abord apercevoir sur les deux bouts de l'os fracturé. Une substance, en partie membraneuse et en partie ligamenteuse, lie & attache ensuite ces deux portions de l'os. Les lames osseuses les plus extérieures s'écartent, et rendent l'os plus ou moins protubérant. Le périoste se tuméfie; des pointes osseuses sortent des bouts de l'os, se prolongent et s'avancent pour s'unir ensemble. Il se fait enfin une sorte de soudure, comme dans l'ankylose vraie. C'est ce qu'on nomme

vulga,rement le cal, qui eſt organique, comme le reſte de l'os. Si la fracture a été mal réduite, si les deux bouts de l'os décrivent, dans le lieu de leur contact, un angle plus ou moins aigu, l'obſervation apprend que le canal médullaire reſte ouvert dans l'une des extrémités offeuſes, et quelquefois dans toutes les deux.

Parmi les auteurs modernes, quelques-uns penſent que ce ſont les vaiſſeaux du périoſte, et ceux de la ſubſtance de l'os, qui opèrent la conſolidation d'une fracture ; ou, ce qui est la même choſe, qu'une fracture, quelque ſimple qu'on la ſuppoſe, ne ſe conſolideroit jamais ſans les vaiſſeaux ſanguins du périoſte & ceux de l'os. Ainſi, lorſque le périoſte qui recouvre les bouts de l'os fracturé a été détruit, la fracture ne peut ſe conſolider qu'à l'aide des vaiſſeaux du tiſſu de l'os, et de ceux du périoſte interne : et lorſque les bouts de l'os eux-mêmes ont été altérés, deſſéchés, imbibés de pus ou cariés, la fracture ne pourra ſe conſolider que lorſque l'exfoliation ſe ſera faite, ſoit ſpontanément, ſoit en ſciant ces portions offeuſes, privées de vie, et qui ne ſont plus ſuſceptibles de conſolidation. Cette exfoliation, ou cette réſection, faite en partie ſaine et vivante, convertit alors une fracture ancienne en une fracture récente.

Mais quoi qu'il en ſoit de l'une ou de l'autre

de ces opinions, il en réfulte toujours que l'on ne connoîtra bien le mécanifme de la nature dans la confolidation des os fracturés, que lorfqu'on aura fait tout exprès plufieurs expériences fur de grands animaux vivans. Ce ne fera point en examinant, même avec beaucoup d'attention, des os fecs fracturés & confolidés depuis long-temps, qu'on pourra découvrir la vérité. Une telle contemplation fera toujours ftérile. C'eft l'œuvre de la nature qu'il faut obferver : & cette obfervation, pour être bien faite, n'eft point au-deffus des forces de celui qui aura un peu de loifir & beaucoup de zèle pour les progrès de l'art de guérir. Il eft même étonnant que ces expériences n'aient pas encore été faites, & qu'aucune des académies de l'Europe n'ait demandé par quel mécanifme s'opère la confoli-dation des os fracturés.

[3] *Page* 56. Plufieurs chirurgiens ont tâ-ché de remédier au déplacement continuel d'une fracture oblique & à la difformité qui en réfulte néceffairement, en mettant le membre dans une extenfion permanente à l'aide des lacs, ou des machines. Mais l'expérience a appris que tous les malades ne peuvent fupporter la dou-leur que produit une telle extenfion continuée pendant toute la cure. Dailleurs les os fe dé-placent & le membre fe raccourcit dès qu'on ceffe de l'étendre & de l'alonger ; en forte que

les extensions même long-tems continuées deviennent insuffisantes & nuisibles. On réussit beaucoup mieux en situant le membre fracturé sur le côté, comme le conseille Mr. Pott, la jambe malade étant modérément fléchie. Cependant, si l'un des deux os faisoit à travers la plaie une saillie telle qu'il ne fût pas possible de le replacer, même en mettant le membre fracturé dans la flexion, ce qui réussit pourtant ordinairement, il faudroit alors scier la portion d'os qu'on ne peut réduire, après avoir agrandi par incision la plaie des tégumens, afin de convertir en une fracture transversale une fracture oblique & avec éclat, qui, par l'irritation & les convulsions qu'elle occasionne, peut causer la mort du malade, sur-tout si l'on s'obstinoit à vouloir la réduire à chaque pansement. Le conseil en a été donné par Hippocrate, par Celse, par Galien, & sur-tout par Paul d'Egine, qui s'explique très-clairement sur cette matière au chapitre 77 de son sixième livre. Voici les paroles de cet auteur.

*At si os quoque emineat, caulis modo porrectum, serrâ ipsum adimemus. Sumptis itaque duobus loris, unius quidem medium ossi eminenti subjiciemus, ipsumque per ministrum attollemus : alterius autem quod crassius est, vel ex lana quoque factum, similiter medium carni quæ ossi subjacet adaptantes, initiaque infrà prehendentes, per ipsum*

H iv

*lorum carnem deorsum jubebimus detrahi, ne ipsa serræ dentibus perrodatur, atque hoc pacto nos exsectionem molimur.*

[4] *Page 61.* Le procédé de Gooch consiste à appliquer sur la paume de la main & la face interne du poignet une attelle un peu concave faite de bois de hêtre, de saule ou d'aune, longue de dix pouces & large de trois pouces & demi pour un adulte. On pratique à l'une des extrémités de cette attelle, qui doit être couverte de cuir avec de la colle forte, cinq hoches ou entailles pour y loger le pouce & les doigts à demi fléchis. On applique ensuite sur le dos de la main & sur la face externe du poignet une autre attelle de carton que l'on fixe à la précédente avec des rubans. L'auteur recommande de se servir de cette attelle dans la luxation du poignet & dans la fracture voisine de cette articulation. La figure de cette attelle est dans le premier volume des œuvres de Gooch, *page 384.*

Duverney, en parlant de la fracture de l'avant-bras *tom.* 1, *p.* 324 de son traité des maladies des os, a dit: »On ne peut se dispenser d'avertir » que dans ces sortes de fractures, malgré tous » les soins que l'on peut apporter pendant la » cure, il survient souvent un accident auquel » le malade & le chirurgien ne s'attendent pas, » c'est que le mouvement de pronation & de

» supination ne peut plus se faire. Cependant
» l'avant-bras conserve sa longueur naturelle ,
» il n'est point difforme ; à peine peut-on sentir
» l'endroit de la fracture. On ne peut attribuer
» la perte de ce mouvement qu'à l'épanche-
» ment d'un suc osseux qui soude les deux os
» ensemble. «

Les observations suivantes justifient la remarque de Duverney. Un homme se fractura
transversalement le radius un pouce & demi
au dessus de son articulation avec le poignet.
Long-tems après sa guérison il ne pouvoit éxé-
cuter le plus petit mouvement de pronation &
de supination. Il mourut , & l'on vit que l'extrémité supérieure du radius avoit conservé sa
situation naturelle , tandis que son extrémité inférieure , qui s'articule avec le carpe , s'étoit un
peu inclinée du côté de l'os du coude. Il sortoit
du lieu même de la consolidation de la fracture une éminence osseuse transversale , semblable à une exostose , longue de six lignes ,
d'un demi-pouce de diamètre , qui unissoit le
radius au cubitus , & qui soudoit ces deux os
ensemble.

Une personne se fractura transversalement
le radius & le cubitus deux pouces au dessus
de leur articulation avec le carpe. Ces deux os
conservèrent leur situation naturelle. Cette personne étant morte plusieurs années après s'être

fracturé l'avant-bras , on a vu dans le lieu de la fracture une éminence osseuse , transversale, épaisse d'un demi-pouce , longue de huit lignes qui soudoit ensemble ces deux os, de manière à ne pas permettre le plus petit mouvement de pronation & de supination.

Ces observations font voir l'inutilité des douches , des fomentations , des onctions & autres remèdes semblables , que l'on emploie vulgairement pour rétablir un mouvement qui ne peut plus exister.

[5] *Page* 76. Plusieurs observations prouvent que la rotule peut se fracturer transversalement sans coup, ni chute, mais par la seule contraction musculaire. Il en est de même de la fracture du péroné dans le lieu désigné par M. Pott.

[6] *Page* 84. L'expérience apprend que dans les fractures transversales de la rotule , il ne se fait point de consolidation, parce que le chirurgien , malgré toute son industrie , n'a pu venir à bout de mettre les deux fragmens de la rotule cassée dans un contact mutuel pendant un assez long espace de temps pour obtenir cette consolidation. Les fractures obliques & longitudinales de cet os se consolident parfaitement bien. Mais dans la fracture transversale il se fait presque toujours, après le traitement le plus méthodique en apparence , un écartement plus ou moins

grand, lorfque le malade fort de fon lit &
marche pour la première fois. Si l'on examine
après la mort une rotule qui a été fracturée en
travers plufieurs années auparavant, on trouvera, comme dans la fracture du col du femur
qui ne fe confolide point, une efpèce de ligament
ou de membrane tendineufe, qui unit en quelque forte les deux portions de l'os fracturé.
Cette fubftance ligamenteufe eft le produit du
travail de la nature, dont le mécanifme eft encore
inconnu. Des perfonnes peu attentives pourroient fe tromper, en prenant cette efpèce de
ligament pour une portion de l'aponévrofe qui
recouvre extérieurement la rotule. Enfin il eft
effentiel d'ajouter qu'on a vu une ou deux fractures tranfverfales de la rotule fe confolider
parfaitement, fans écartement, parce que les
pièces fracturées avoient pu être mifes dans un
contact mutuel pendant un efpace de temps affez
long pour qu'il en réfultât une parfaite confolidation : mais ce cas eft extrêmement rare.

[7] *Page* 89. Les auteurs les plus anciens ont
dit que dans la fracture de la clavicule le bras du
côté malade devoit être immobile & fixé aux
côtes par un bandage circulaire; que ce même
bras devoit être porté de bas en haut & en arrière
par un autre bandage qui auroit fon point fixe fur
le cou; que l'avant bras devoit être plié, & toute
la cavité de l'aiffele du côté malade emplie

H vj

de linge ou d'étoupe. Pour remplir toutes ces indications, Galien a décrit sept bandages. Voyez son traité *de fasciis*, depuis le bandage N°. 71 jusqu'au bandage N°. 78. Cette doctrine est celle d'Hippocrate, de Celse, de Paul d'Egine, de Nicétas, dans sa collection des chirurgiens grecs, d'Albucasis, de Brunus, de Théodoric, de Roland, de Lanfranc, de Gui de Chauliac, &c. &c.; mais l'expérience apprend que le bandage le mieux appliqué se dérange aussitôt après son application par le plus petit mouvement que fait le malade, en sorte que le chirurgien, malgré tout son savoir & toute son habileté, ne peut venir à bout de maintenir dans une situation naturelle les deux portions de la clavicule fracturée; la portion humérale étant toujours abaissée & portée un peu en devant, d'où résulte une difformité apparente. Pour remédier à cet inconvénient, & pour le diminuer autant qu'il est possible, Messieurs de l'Académie royale de Chirurgie ont adopté une espèce de corset imaginé par Mr. Bras d'or, professeur du collége de Chirurgie de Paris. Ce corset a l'avantage de soulager le malade, de maintenir les pièces d'os en contact beaucoup mieux que ne le font les autres bandages, & de diminuer par conséquent la difformité qui est inévitable après la consolidation d'une pareille fracture.

[8] *Page* 96. Il y a véritablement certaines fractures dans lesquelles les os & les parties molles font tellement brisées & écrasées, qu'il ne reste, pour sauver la vie du malade, d'autre reſſource que celle de lui amputer le membre fracaſſé. Lorſque l'amputation eſt faite ſur le champ, au deſſus de la fracture, dans une partie ſaine, le malade périt ordinairement le lendemain de l'amputation ; & en effet il eſt difficile que l'homme le plus robuſte & le plus ſain ſurvive à une douleur auſſi exceſſive que celle que produit l'écraſement d'une jambe & l'amputation de cette même jambe faite vingt-quatre heures après l'accident. Ce cas eſt preſque toujours mortel. C'eſt pourquoi je penſe que pour rendre l'amputation moins douloureuſe & moins dangereuſe, il faut la faire dans le lieu même de la fracture avec un biſtouri ordinaire, ôter tous les fragmens d'os qui peuvent piquer ou irriter les chairs, débrider les parties étranglées, employer tous les moyens poſſibles pour calmer la douleur, en panſant le malade avec une décoction d'opium, ne point ſcier les os, mais attendre que l'exfoliation s'en faſſe ſpontanément, ou du moins n'en faire la réfection que lorſque la plaie ſera preſque guérie. En un mot je conſeille de laiſſer le moignon difforme & de conſerver la vie du malade par ce procédé que j'ai vu réuſſir, plutôt que de

l'expofer à une mort certaine, en lui faifant une amputation méthodique & précipitée.

[9] *Page* 152. Les auteurs modernes qui ont écrit fur la luxation du bras, difent qu'elle peut fe faire de trois manières différentes : c'eft-à-dire que la tête de cet os peut être fituée, 1°. inférieurement, dans la partie la plus baffe du creux de l'aiffele ; 2°. en devant, au deffous de la clavicule & fous le mufcle petit pectoral ; 3°. en dehors ou en arrière, au deffous de l'épine de l'omoplate. La première de ces luxations eft la plus commune & la plus aifée à réduire : les deux autres font plus rares, & la réduction en eft beaucoup plus difficile, quelquefois même impoffible. On fait aujourd'hui que dans toutes les luxations du bras produites par une chute, la tête de cet os a d'abord gliffé inférieurement dans le creux de l'aiffele, d'où elle a été portée enfuite en devant, ou en arrière par une feconde chute, ou par les mouvemens du malade, ou par ceux qu'ont exécuté les perfonnes qui l'ont fecouru dans le moment de l'accident. Galien, dans fon premier commentaire fur le traité d'Hippocrate qui a pour titre *de Articulis*, dit avoir vu cinq fois la luxation de l'humerus en devant, au deffous de la clavicule ; favoir, quatre fois à Rome, & une fois à Smyrne. Il ajoute que cette luxation n'a probablement pas eu lieu plus de quatre fois à

Rome pendant le long efpace de temps qu'il y a demeuré, parce que tous les médecins de cette ville avoient coutume de le confulter fur les cas rares & difficiles. Il donne à entendre que ces cinq luxations ont été réduites, ce qu'il eft aifé de faire, felon lui, lorfqu'on eft appelé dans le moment de l'accident, & lorfqu'on porte le bras luxé en devant & enfuite en haut, tandis que l'on fait l'extenfion. Une de ces luxations ne put être réduite qu'en fe fervant du banc d'Hippocrate ; une autre le fut avec le talon, le ma'ade étant couché par terre. Purman, dont tous les ouvrages font écrits en langue allemande, & qui a inventé une machine pour réduire les luxations, dit avoir vu une luxation de l'humerus dans laquelle la tête de cet os étoit tellement fixée entre la clavicule & les côtes, qu'il ne lui fut jamais poffible de la réduire, quelque procédé qu'il ait employé. Mr. Broomfield affure au contraire dans le premier volume de fes Obfervations de chirurgie, qu'une femblable luxation fut réduite en tenant le malade fufpendu en l'air par fon bras luxé, felon la méthode de  r. White dont il fera parlé plus bas. Une obfervation de M. Thomfon, chirurgien de l'hôpital de Londres, nous apprend que la luxation de l'humerus en devant peut être compliquée de la fracture de cet os. Un homme mourut dix-huit jours après s'être luxé le bras : les signes de cette luxation, qui ne put être réduite, étoient une cavité sous l'acromion, la flexion de l'avant-bras, l'élévation du coude tourné en dehors & qui ne pouvoit être approché des côtes, une espèce de torsion dans le milieu du bras, une tumeur dans la partie la plus haute du creux de l'aisselle, produite par la tête de l'os déplacé. A l'ouverture du cadavre, le muscle deltoïde parut aplati & tendu, ainsi que le coraco-brachial & la longue portion du biceps qui étoit contournée ; la capsule articulaire étoit rompue dans toute la circonférence du col de l'humerus ; la tête de cet os étoit située intérieurement sur le col de l'omoplate, à la racine de l'apophyse coracoïde, entre le muscle sous-capulaire & le grand dentelé ; l'humerus étoit fracturé un peu au dessous de son col.

Le même auteur a observé sur un cadavre une luxation de l'humerus avec une fracture longitudinale du col de l'omoplate, depuis la racine de l'apophyse coracoïde jusqu'au commencement de la côte inférieure du même os. La tête de l'humerus étoit aplatie & située intérieurement du côté de la fosse souscapulaire, sur le col de l'omoplate, à la base de l'apophyse coracoïde, dans une cavité contre-nature formée par la tête de l'os luxé. Il y a dans l'ostéographie de Cheselden une observation toute

femblable, & l'on trouve dans une favante differtation de Mr. Bonn fur la luxation de l'humerus, deux obfervations qui prouvent que la
luxation du bras peut être compliquée de la
fracture du rebord offeux de la cavité glénoïde
de l'omoplate. Cette même differtation contient
un fait d'autant plus précieux fur une luxation
de l'humerus en devant, qui n'a jamais été
réduite, que l'on trouve très-peu d'occafions
d'examiner après la mort, l'état des parties
léfées, pour fe faire une idée jufte de la maladie. C'eft pourquoi j'ai cru devoir l'inférer
ici en faveur de l'utilité publique.

Un homme âgé d'environ 70 ans, mourut
dans le mois d'octobre 1780. Quatre années
auparavant il s'étoit luxé le bras droit en tom-
bant, avoit négligé fa maladie, & la luxation
n'avoit pas été réduite. Les fignes fuivans annon-
çoient évidemment que le bras étoit luxé en
devant. Le malade ne pouvoit porter la main
ni fur fon front ni fur fon dos; il éxécutoit
feulement quelques petits mouvemens du poignet & de l'avant-bras. La poitrine étoit aplatie, on apercevoit une tumeur au deffous de
la clavicule, près l'aiffele, & l'on fentoit une
cavité fous l'acromion. Il y avoit une efpèce
de torfion dans le milieu du bras : l'avant-bras
étoit fléchi, le coude éloigné du tronc, et
les mouvemens de pronation et de fupination

étoient absolument impossibles. On distinguoit une éminence dans la partie la plus haute et la plus profonde de la cavité de l'aisselle. La clavicule étoit un peu plus courbée et un peu plus saillante qu'elle ne l'est naturellement. L'omoplate étoit éloigné des côtes. L'ouverture du cadavre fit voir le muscle deltoïde alongé, tendu, aplati; le grand pectoral faisoit dans son milieu une saillie très-apparente, produite par la tête de l'os déplacé. Ce muscle ayant été détaché ainsi que le deltoïde, on reconnut que la tête de l'humerus étoit recouverte en partie par le petit pectoral, & en partie par le souscapulaire; les deux portions du biceps & l'extrémité supérieure du coracobrachial étoient contournées & comme tordues: la tête de l'humerus se mouvoit dans une cavité contre-nature, formée sur la face interne du col de l'omoplate, à la base de l'apophyse coracoïde. La capsule articulaire avoit été rompue; il s'en étoit formé une nouvelle, produite par du tissu cellulaire épaissi, & par la portion tendineuse du souscapulaire. Cette fausse capsule étoit complétement fermée, & elle s'attachoit à tout le contour de la nouvelle articulation; la tête de l'humerus étoit augmentée de volume, & comme partagée en deux éminences, l'une grosse & l'autre petite. La plus grosse étoit

contenue dans la nouvelle cavité articulaire,
& recouverte d'un cartilage. La plus petite
étoit contenue dans la cavité glénoïde de
l'omoplate, mais fans être recouverte d'un
cartilage. Ces deux têtes offeufes étoient dif-
tinctes & féparées l'une de l'autre par une
efpèce de fillon, dans lequel il n'y avoit point
de cartilage. Il réfultoit de cette double articulation une efpèce de ginglyme qui permet-
toit au malade de porter le bras un peu en
devant & un peu en arrière ; & c'eft à l'aide
de ces deux mouvemens qu'il pouvoit jouer
du violon, dans les rues d'Amfterdam, pour
gagner fa vie. L'obfervation fuivante confirme
ce qui a été dit précédemment, favoir, que
la luxation de l'humerus en devant n'eft pas
toujours fufceptible de réduction, fur-tout
lorfqu'elle eft un peu ancienne.

Un homme robufte, âgé d'environ trente
ans, fit une chute, étant ivre, & fe luxa
le bras droit, le 9 octobre 1786. Pendant
l'efpace de deux mois il négligea fa maladie,
jufqu'au point de ne demander le fecours
d'aucun chirurgien. Au bout de ce temps, il
en confulta plufieurs, qui reconnurent très-
aifément que l'humerus étoit luxé en devant.
On voyoit au-deffous de la clavicule, près
l'aiffelle, une éminence peu confidérable,
produite par la tête de l'humerus : & en ap-

puyant fur le mufcle deltoïde, on fentoit diftinctement le vide de la cavité glénoïde de l'omoplate. En portant les doigts fur le creux de l'aiffele, on n'y fentoit point de tumeur. Il n'y avoit pas le plus léger gonflement dans le lieu de l'articulation de l'épaule avec le bras. Ce malade portoit aifément fa main fur fa poitrine & fur fon front, mais il lui étoit abfolument impoffible de la porter en arrière fur fon dos. Il ne pouvoit étendre l'avant-bras ; les mouvemens de pronation & de fupination étoient affez libres ; & la fituation qui lui étoit la plus commode, étoit d'avoir l'avant-bras fléchi, le coude éloigné des côtes, & la main appuyée fur le mufcle pectoral gauche. Le milieu du bras étoit contourné & comme tordu. Le mufcle deltoïde paroiffoit tendu & aplati. Les faignées, les bains, les douches, les cataplafmes émolliens, furent d'abord employés pour relâcher les mufcles autant qu'il étoit poffible. On fit enfuite des extenfions avec les mains & avec des lacs, l'avant-bras étant quelquefois fléchi & quelquefois étendu. Les lacs furent appliqués tantôt au poignet, et tantôt au-deffus des condyles de l'humerus. Tous ces moyens furent inutiles. On fe fervit fucceffivement de deux machines, à l'aide defquelles on fit par degrés, & à diverfes reprifes, de très-grandes extenfions, tandis que le bras étoit fitué tantôt horizontalement, tantôt en devant, & quelquefois en haut. La tête de l'humerus ne fe déplaca point du tout : elle étoit tellement immobile, qu'on feroit venu plus aifément à bout d'arracher le bras & l'omoplate, que de réduire la luxation. Ce malade ne fut pourtant point incommodé des différens effais que l'on fit pour le guérir. Je l'ai revu quelques mois après, & quoique la luxation fubfifte toujours, il peut néanmoins faire fon métier de jardinier, en fe fervant, jufqu'à un certain point, de fon bras malade.

Parmi les chirurgiens qui furent confultés, et qui donnèrent des foins à cet homme, plufieurs fe reffouvinrent d'avoir vu, peu d'années auparavant, une perfonne qui avoit une luxation de l'humerus abfolument femblable à celle-ci, & qui, malgré tous les fecours de l'art, ne put jamais être réduite.

Si l'on veut en croire M. WHITE, il a réduit plufieurs luxations de l'humerus en devant, les unes récentes, les autres anciennes, en faifant fufpendre le malade par le poignet. Sa méthode eft décrite dans un recueil d'obfervations de chirurgie qu'il a fait imprimer à Londres en 1770. Elle confifte à attacher un anneau de fer au plafond d'une chambre : à cet anneau l'on fufpend une poulie, puis on met au poignet du bras malade

un lac, au-deſſus duquel eſt une ſeconde
poulie. Le bras étant ſitué perpendiculairement, on tire la corde qui fait mouvoir les
deux poulies, juſqu'à ce que le corps du
malade ſoit ſuſpendu & élevé en l'air, avec
la précaution, ſi la perſonne eſt très-peſante,
de la faire ſoulever au-deſſus du coude par
deux aides, afin de ne pas produire ſur le
poignet une trop forte extenſion. La luxation
étant réduite par cette ſuſpenſion de tout le
corps, on ſoutient le malade & on le délie
avec précaution. Si la réduction n'eſt faite qu'à
moitié, la tête de l'humerus ayant ſeulement
changé de place, & étant ſituée dans la partie la plus baſſe du creux de l'aiſſele, il
faut coucher le malade par terre, & ache-
ver de réduire l'os avec le talon.

Quoique M. WHITE ait réduit par ce procédé pluſieurs luxations du bras, dont les
unes étoient en devant, & les autres en bas,
il avoue néanmoins n'avoir pu réduire deux
ou trois luxations qui ſubſiſtoient depuis quelques mois; d'où il conclut qu'il y a certaines
luxations de l'humerus qui, lorſqu'elles ſont
anciennes, ſont abſolument irréductibles. Il
déſapprouve ceux qui font fléchir l'avant-bras,
& qui appliquent à l'os même luxé la force
extenſive. Il veut au contraire que le bras &

l'avant-bras foient fitués perpendiculairement, & que l'extenfion fe fafle au poignet.

Il réfulte de tout ce qui a été dit jufqu'ici : 1°. Que, dans la luxation de l'humerus en devant, la tête de cet os eft fituée dans la partie la plus haute & la plus profonde de l'aiffele ; qu'elle eft recouverte par le foufcapulaire & le petit pectoral, et qu'elle eft placée fur la face interne ou concave de l'omoplate, à la bafe de l'apophyfe coracoïde. 2°. Que cette luxation de l'humerus en devant, peut être compliquée de la fracture de la tête, ou du col de l'omoplate. 3°. Que lorfqu'il y a tout-à-la-fois luxation & fracture, la capfule articulaire eft toujours déchirée, & que cette même capfule fe détruit avec le temps, lorfque cette luxation eft ancienne. 4°. Que la luxation de l'humerus en devant, même fans fracture, eft fouvent irréductible, fur-tout lorfqu'elle exifte depuis deux ou trois mois. 5°. Que lorfqu'il y a luxation & fracture, foit de la tête, foit du col de l'omoplate, il en réfulte toujours une maladie incurable.

La luxation de l'humerus en dehors, ou en arrière, eft très-rare, & peu de chirurgiens ont eu occafion de la voir. Il feroit cependant difficile de fe méprendre fur la nature de cette maladie : car la difformité qui en réfulte eft très-apparente. Quelquefois la

tête de l'humerus est appuyée fur la côte inférieure de l'omoplate, & quelquefois elle
est fur la face externe de cet os, au-deſſous
de fon épine, à la baſe de l'acromion. Il
existe des pièces pathologiques qui juſtifient
cette aſſertion, indépendamment des expériences que l'on peut tenter & multiplier fur
les cadavres. Les ſignes de cette luxation font
une cavité fous le muſcle deltoïde, une tumeur très-ſenſible au-deſſous de l'épine de
l'omoplate, une douleur très-vive à la partie
ſupérieure & moyenne de l'humerus, où s'attache le deltoïde : le bras est très-rapproché
des côtes, & l'on ne peut l'en éloigner qu'en
excitant la ſenſibilité du malade ; l'angle inférieur de l'omoplate est porté en dehors, &
fait une ſaillie quelquefois conſidérable. Un
homme avoit, depuis quatorze jours, une
luxation de cette eſpèce, qui n'avoit pu être
réduite ; elle le fut cependant, en ſe ſervant
de la méthode de M. WHITE. Un autre
homme avoit une ſemblable luxation qui fut
réduite fur le champ, en ſituant le bras horizontalement & en le portant en devant
pendant que l'on faiſoit l'extenſion.

FIN DES NOTES.

www.ingramcontent.com/pod-product-compliance
Lightning Source LLC
LaVergne TN
LVHW021442170726
843501LV00005B/1457